De dokter en digitalisering

Felix Kreier
Iris Verberk-Jonkers

De dokter en digitalisering

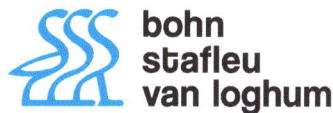

Houten 2019

ISBN 978-90-368-2160-5   ISBN 978-90-368-2161-2 (eBook)
https://doi.org/10.1007/978-90-368-2161-2

© Bohn Stafleu van Loghum is een imprint van Springer Media B.V., onderdeel van Springer Nature 2019
Alle rechten voorbehouden. Niets uit deze uitgave mag worden verveelvoudigd, opgeslagen in een geautomatiseerd gegevensbestand, of openbaar gemaakt, in enige vorm of op enige wijze, hetzij elektronisch, mechanisch, door fotokopieën of opnamen, hetzij op enige andere manier, zonder voorafgaande schriftelijke toestemming van de uitgever.

Voor zover het maken van kopieën uit deze uitgave is toegestaan op grond van artikel 16b Auteurswet j° het Besluit van 20 juni 1974, Stb. 351, zoals gewijzigd bij het Besluit van 23 augustus 1985, Stb. 471 en artikel 17 Auteurswet, dient men de daarvoor wettelijk verschuldigde vergoedingen te voldoen aan de Stichting Reprorecht (Postbus 3060, 2130 KB Hoofddorp). Voor het overnemen van (een) gedeelte(n) uit deze uitgave in bloemlezingen, readers en andere compilatiewerken (artikel 16 Auteurswet) dient men zich tot de uitgever te wenden.

Samensteller(s) en uitgever zijn zich volledig bewust van hun taak een betrouwbare uitgave te verzorgen. Niettemin kunnen zij geen aansprakelijkheid aanvaarden voor drukfouten en andere onjuistheden die eventueel in deze uitgave voorkomen. De uitgever blijft onpartijdig met betrekking tot juridische aanspraken op geografische aanwijzingen en gebiedsbeschrijvingen in de gepubliceerde landkaarten en institutionele adressen.

NUR 870/883/982
Basisontwerp omslag: Studio Bassa, Culemborg
Automatische opmaak: Scientific Publishing Services (P) Ltd., Chennai, India

Bohn Stafleu van Loghum
Walmolen 1
Postbus 246
3990 GA Houten

www.bsl.nl

Voorwoord

De wereld om ons heen verandert en digitaliseert. Dit geldt ook voor de zorgsector. De zorgverlening moet anders georganiseerd worden om ook in de toekomst betaalbaar te blijven, in het licht van verouderende bevolking, tekort aan zorgpersoneel, veranderde rol van de patiënt en nieuwe behandeltechnieken en -mogelijkheden. De patiënt wordt verondersteld een actievere rol in het voorkomen van en/of in de behandeling van zijn ziekte te hebben, waarbij hij de beschikking heeft over relevante informatie. De arts zal de zorg op de juiste plaats moeten leveren, waarbij dit frequent ook buiten het ziekenhuis zal zijn. Dit alles vraagt andere vaardigheden van zowel de patiënt als de arts. Wat is ervoor nodig om patiënten, professionals en organisaties te veranderen?

Dit boek geeft een overzicht van de belangrijkste ontwikkelingen van de digitalisering in de zorg voor zorgprofessionals, beleidsmakers en patiënten.

In de eerste twee delen worden enkele zorgberoepen alsmede de patiënt vanuit verschillende invalshoeken in digitaal perspectief geplaatst, aan de hand van vragen als: wat is er vandaag al mogelijk, wat heeft toegevoegde waarde en wat zijn de relevante uitdagingen die spelen?

In het derde deel wordt uitgebreid aandacht besteed aan de randvoorwaarden voor digitalisering, specifiek op het gebied van informatie-uitwisseling. Hoe kijkt de overheid hiertegen aan, hoe zorgen we voor informatie-uitwisseling tussen instanties en welke eisen stellen we dan aan die informatie?

In deel 4, 5 en 6 kijken we naar de zorg in nabije toekomst, waarbij de hoofdstukken binnen deel 4 ingaan op de mogelijkheden van zorg op afstand die digitalisering kan bieden. Deel vijf en zes bespreken de huidige innovatie in zorgdigitalisering en de gevolgen hiervan. Innovaties als *value based health care*, *big data* en *artificial intelligence* komen aan de orde, met de nadruk op de toepasbaarheid en implementatie in de klinische praktijk.

In het laatste deel wordt gereflecteerd op ethische dilemma's die de digitalisering voor patiënt en professionals met zich meebrengt en worden de veranderingen uit de eerdere hoofdstukken in perspectief geplaatst.

Met dit overzicht hopen we een bijdrage te kunnen leveren aan het vergroten van kennis rond digitalisering in de zorg, met als doel de zorg voor onze patiënten nog verder te verbeteren.

De redactie wenst u veel leesplezier toe!

Iris Verberk-Jonkers
Felix Kreier

Inhoud

Deel I Zorgberoepen in digitaal perspectief

1 De digitale huisartsenpraktijk 3
Bart Timmers
1.1 Inleiding 4
1.2 De prehistorie 4
1.3 Het Huisarts Informatie Systeem vanaf de jaren negentig 4
1.4 Ketenzorg 5
1.5 Communicatie 6
1.6 E-Health 7
1.7 Conclusie 8
    Geraadpleegde literatuur 9

2 De ggz: koplopers in digitale zorg 11
Jorne Grolleman
2.1 Inleiding 12
2.2 Het aanbod van digitale zorg in de ggz 12
2.3 Effectiviteit van het aanbod 13
2.4 De huidige stand van digitale zorg voor mensen met psychische klachten 14
2.5 Veelbelovende ontwikkelingen 15
2.6 De ggz: van de breedte naar de diepte 17
    Geraadpleegde literatuur 17

3 Verpleegkundige informatietechnologie 19
Herman Satter
3.1 Inleiding 20
3.2 Gegevens verzamelen, vastleggen en overdragen 20
3.3 Risicovolle processen 22
3.4 Beslisondersteuning 23
3.5 Aanpassen werkwijzen 23
3.6 IT-verpleegkundige 23

4 Fysiotherapeut 25
Corelien Kloek
4.1 Inleiding 26
4.2 Bewegend functioneren binnen handbereik 26
4.3 Interactie rondom bewegend functioneren 28
4.4 Data-ondersteund bewegend functioneren 29
4.5 Toepasbaarheid voor de praktijk 30
    Geraadpleegde literatuur 31

5	**De maakbaarheid van de digitale dokter – een rol voor onderwijs?**	33
	Rianne van der Kleij, Eline Meijer en Niels Chavannes	
5.1	Inleiding	34
5.2	E-Health voor iedereen?	34
5.3	De implementatie van e-Health op de werkvloer	35
5.4	E-Health in het onderwijs	36
5.5	Onderwijs als infrastructuur om e-Health in de zorg te verankeren	37
5.6	Conclusie	37
	Geraadpleegde literatuur	38

Deel II Patiënt in digitaal perspectief

6	**Digitalisering kan voor de patiënt niet snel genoeg gaan**	41
	Dianda Veldman	
6.1	De patiënt als ambassadeur	42
6.2	De koplopers in de digitalisering	42
6.3	Niet alles wordt goed benut	43
6.4	Blijf alert	44
6.5	Digitalisering vergroot kwaliteit van leven	44
6.6	Is het wel veilig?	45
6.7	Conclusie	45
7	**Lotgenotencontact in de digitale wereld**	47
	Tineke Markus-de Kwaadsteniet	
7.1	Inleiding	48
7.2	Lotgenotencontact, wat is dat eigenlijk?	48
7.3	Hoe kom je in contact met anderen?	48
7.4	Welke vormen van digitaal lotgenotencontact zijn er?	49
7.5	Wat is het effect van digitaal lotgenotencontact?	52
7.6	Tot slot	53
	Geraadpleegde literatuur	54

Deel III Randvoorwaarden voor digitale informatie-uitwisseling

8	**De rol van de overheid – to be and not to be**	57
	Erik Gerritsen	
8.1	Inleiding	58
8.2	Zorgorganisaties moeten zichzelf opnieuw uitvinden…	58
8.3	…en dat geldt ook voor de overheid	59
8.4	Digitalisering kan veel goeds brengen…	59

8.5	…mits het de eigen problemen weet op te lossen	60
8.6	Een inspirerende agenda	60

9	**Interoperabiliteit**	63
	Lies van Gennip	
9.1	Inleiding	64
9.2	Waarom is interoperabiliteit in de zorg zo moeilijk?	64
9.3	Het Vijflagenmodel helpt interoperabiliteit begrijpen	65
9.4	Kiezen van standaarden – belang van eenheid van taal	68
9.5	Tot slot: het belang van specialisten in interoperabiliteit	69

10	**Registratie aan de bron – eenduidig en eenmalig vastleggen voor hergebruik**	71
	Joyce Simons	
10.1	Inleiding	72
10.2	Historie	73
10.3	Strategie en aanpak voor het nieuwe Registreren aan de bron	73
10.4	Baten en kosten	79

Deel IV Naar zorg op afstand

11	**Thuismeten**	83
	Daan Dohmen	
11.1	Inleiding	84
11.2	Het ziekenhuis thuis	84
11.3	Het nut van thuismeten	86
11.4	Patiëntervaringen en onderzoek	86
11.5	Ten slotte	89
	Geraadpleegde literatuur	89

12	**E-Health als aanvulling voor chronisch zieken**	91
	Esther Talboom-Kamp	
12.1	Inleiding	92
12.2	Onderzoek	92
12.3	Blended care	95
12.4	E-Health in de praktijk	96
	Geraadpleegde literatuur	97

13	**Het ziekenhuis van de toekomst is een digitaal netwerk**	99
	Jeroen Tas	
13.1	Inleiding	100
13.2	Ziekenhuis van de toekomst	100

13.3	Kunstmatige intelligentie	104
13.4	Intelligente omgevingen die anticiperen op de behoeften van gebruikers	104

Deel V Innovatie

14	Virtual reality ter verbetering van de patiëntervaring	109
	Sophie Truijens en Thilo Mohns	
14.1	Inleiding	110
14.2	Voorlichting	110
14.3	Inlevingsvermogen	111
14.4	Leren en gamification	111
14.5	Therapie	112
14.6	Contact met het thuisfront	113
14.7	Afleiding bij pijn en angst	114

15	Value based healthcare	115
	Douwe Biesma	
15.1	Inleiding	116
15.2	Datacollectie	116
15.3	Ruwe data	117
15.4	Interne en externe transparantie	117
15.5	Uniformiteit	119
15.6	Samen beslissen	119

16	Digitalisering in de zorg – voorwaarde voor procesverbetering	121
	Ann Ouvry	
16.1	Inleiding	122
16.2	Historisch perspectief	122
16.3	Nieuwe digitale mogelijkheden, nieuwe kansen	124

17	Implementatie van e-Health – van overweging naar structureel gebruik	127
	Wouter Wolters	
17.1	Inleiding	128
17.2	Wat is implementatie?	128
17.3	Het belang van implementatie	129
17.4	Implementatie – waar te beginnen?	130
17.5	Belangrijkste valkuilen	134
17.6	Belangrijkste doel van implementatie	134
	Geraadpleegde literatuur	134

Deel VI Voorbeelden van disruptieve technische ontwikkelingen

18 Beslisondersteuning patiënt 139
Fransje van der Waals
18.1 Inleiding 140
18.2 'U kunt bij de dokter terecht' 140
18.3 'U kunt bij de patiënt terecht' 141
18.4 'U kunt bij de computer terecht' 142
18.5 Overdosis 143
Geraadpleegde literatuur 144

19 Kunstmatige intelligentie in de radiologie 145
Maarten van de Weijer, Merel Huisman, Erik Ranschaert en Paul Algra
19.1 Inleiding 146
19.2 Kunstmatige intelligentie, machine learning, representation learning en deep learning 146
19.3 Toepassingen in de radiologie 148
19.4 Beperkingen van kunstmatige intelligentie in de radiologie 149
19.5 Toepassingen in de toekomst 150
Geraadpleegde literatuur 151

20 Big data in de zorg 153
Floortje Scheepers
20.1 Inleiding 154
20.2 Data in de praktijk 154
20.3 Conclusie 158
Geraadpleegde literatuur 158

Deel VII Reflectie

21 Is de patiënt voorbereid? 161
Bettine Pluut
21.1 Inleiding 162
21.2 Het ideaal van patiëntparticipatie 162
21.3 De grenzen aan zelfredzaamheid 163
21.4 Dilemma's rond empowerment 164
21.5 Wrijving door nieuwe verhoudingen 165
21.6 Naar bekwaming in patiëntparticipatie 165
Geraadpleegde literatuur 167

22	**Ethische dilemma's** 169	
	Aart Hendriks	
22.1	Inleiding 170	
22.2	Digitalisering en de arts 170	
22.3	Digitalisering en samenwerkingsverbanden. 172	
22.4	Digitalisering en de patiënt 172	
22.5	Digitalisering en derden van de patiënt 173	
22.6	Digitalisering en de zorgaanbieder. 174	
22.7	Tot slot 174	
	Geraadpleegde literatuur 174	

Bijlage 177
Redactie en auteurs 178

Deel I Zorgberoepen in digitaal perspectief

Hoofdstuk 1   De digitale huisartsenpraktijk – 3
Bart Timmers

Hoofdstuk 2   De ggz: koplopers in digitale zorg – 11
Jorne Grolleman

Hoofdstuk 3   Verpleegkundige informatietechnologie – 19
Herman Satter

Hoofdstuk 4   Fysiotherapeut – 25
Corelien Kloek

Hoofdstuk 5   De maakbaarheid van de digitale dokter – een rol voor onderwijs? – 33
Rianne van der Kleij, Eline Meijer en Niels Chavannes

De digitale huisartsenpraktijk

Bart Timmers

1.1 Inleiding – 4

1.2 De prehistorie – 4

1.3 Het Huisarts Informatie Systeem vanaf de jaren negentig – 4

1.4 Ketenzorg – 5

1.5 Communicatie – 6

1.6 E-Health – 7

1.7 Conclusie – 8

Geraadpleegde literatuur – 9

© Bohn Stafleu van Loghum is een imprint van Springer Media B.V., onderdeel van Springer Nature 2019
F. Kreier en I. Verberk-Jonkers (Red.), *De dokter en digitalisering*,
https://doi.org/10.1007/978-90-368-2161-2_1

1.1 Inleiding

In een aandoenlijk YouTube-filmpje uit 1984 (▶ https://youtu.be/szdbKz5CyhA) wordt een vriendelijk, beetje nerdy echtpaar geïnterviewd. Ze zitten achter een inmiddels prehistorisch aandoende pc. Met een vinger wordt de draaischijf van een telefoontoestel bediend, waarna de hoorn op een modem wordt gelegd. Tergend traag verschijnen de regels van een bulletinboard. 'En wat zijn zoal de mogelijkheden?', vraagt de presentatrice. 'Nou, mijn dokter is ook aangesloten en ik heb vanmorgen een herhaalrecept aangevraagd' is het verrassende antwoord in 1984.

Ruim dertig jaar later blijkt, volgens de eHealth-monitor 2017 van expertisecentra Nictiz en Nivel, 76 % van de huisartsen het online aanvragen van een herhaalrecept aan te bieden. Slechts 18 % van de gebruikers doet dat ook daadwerkelijk. Het elektronisch communiceren begint in 2017 pas enige vlucht te nemen en wordt door 62 % van de huisartsen aangeboden. Hiervan maakt echter slechts 4 % van de zorggebruikers gebruik.

Het echtpaar uit 1984 kijkt ons met een ongelovige blik aan …

1.2 De prehistorie

Het jaar 1984 mogen we beschouwen als het begin van de digitalisering van de huisdokter. Toen richtten het Nederlands Huisartsen Genootschap (NHG) en de Landelijke Huisartsen Vereniging (LHV) de Werkgroep Coördinatie Informatie Automatisering (WCIA) op. Belangrijkste wapenfeit wellicht was het referentiemodel Huisarts Informatie Systeem (HIS), dat nog steeds bestaat en gebruikt wordt. De computers die vanaf deze tijd voorzichtig in huisartsenpraktijken opdoken, werden tot dan alleen nog maar voor administratieve doeleinden gebruikt.

In het vakblad *Huisarts & Wetenschap* verschenen de eerste artikelen over het gebruik van computers. Toen al werd er gewezen op het risico op 'informatie-overload'. En op de noodzaak ánders te gaan werken als we de computer in willen zetten. Het POR-model (Problem Oriented Record) bleek prima te werken in geautomatiseerde praktijken. De voornaamste conclusie destijds: het kost allemaal nogal veel tijd.

1.3 Het Huisarts Informatie Systeem vanaf de jaren negentig

In de jaren negentig werd het HIS-gebruik onder huisartsen steeds gangbaarder. Er was gekozen voor het concurrentiemodel. Dat betekende dat NHG en LHV weliswaar de basiseisen opstelden in de WCIA, vormgegeven in het referentiemodel, maar dat de markt bepaalde welke producten werden geleverd. Dit heeft ertoe geleid dat er inmiddels nog steeds negen verschillende HIS-sen in de lucht zijn. Bij een markt van zo'n 5000 praktijken en ruim het dubbele aantal huisartsen, wordt snel duidelijk dat de omzet per HIS dan niet dusdanig groot is dat je veel ruimte voor innovatie overhoudt.

De verwachte *shoot-out,* waarbij er nog maar enkele HIS-sen over zouden blijven, heeft niet plaatsgevonden. Wel zijn er enkele HIS-sen gesneuveld; voorbeelden hiervan zijn Declamed, Elias en HetHis.

Huisartsen zijn over het algemeen trouwe gebruikers van hun HIS. Dat is echter geen deugd, maar een noodzaak. Wisseling van HIS is geen sinecure en vergt een enorme investering in tijd, energie, moeite en geld van de praktijk. En de conversie gaat vrijwel altijd gepaard met verlies en corruptie van data.

De negen HIS-sen anno 2018
- Medicom (Pharmapartners)
- CGM Huisarts (CGM)
- Microhis X (CSC)
- Omnihis Scipio (Omnihis)
- Promedico (ASP en VDF) (Promedico)
- Bricks huisarts (Tetra)
- WebHIS Zorgdossier (Labelsoft/CGM)
- CitoLive (Cito medical systems)
- HIX (Chipsoft)

1.4 Ketenzorg

De noodzaak tot samenwerking leidde begin 21e eeuw tot een nieuw begrip: ketenzorg. Het gesloten HIS van de huisarts bleek voor de intensieve samenwerking van meerdere zorgprofessionals uit verschillende disciplines rondom één groep chronische patiënten niet geschikt. In deze tijd ontstonden de KIS-sen (Ketenzorg Informatie Systeem). Ondanks de ontwikkeling van een gezamenlijke communicatiestandaard – 'Open Zorg Informatiesysteem (OZIS) ketenzorg' – bleken er nog veel koppelingsproblemen op te treden. De stichting OZIS (gevormd door leveranciers van informatiesystemen) ontwikkelde ook een OZIS-standaard voor de dienstwaarneming apotheken en huisartsen. Deze is, met de ontwikkelingen rond het Landelijk Schakelpunt (LSP) (zie verder) en de verscherpte privacy-vereisten, in 2014 definitief gestopt. De OZIS ketenzorgstandaard bleef bestaan voor diabetes, COPD/astma, cardiovasculair risicomanagement en ouderenzorg.

Voorbeelden van KIS-sen
- Care2U
- Caresharing
- CGM ketenzorg (voorheen Pamires)
- Portavita
- MediX
- Vital Health

1.5 Communicatie

Bellen, brieven sturen en faxen, was de vorm van communicatie vóór de komst van het internet begin jaren negentig van de vorige eeuw. De eerste huisartsen begonnen toen hun eigen website te bouwen als reactie op patiënten die op het spreekuur kwamen met 'uitdraaien van internet'. Niet lang daarna verschenen er websites van commerciële aanbieders en dacht ook het NHG hierover proactief mee.

In deze tijd ontstonden ook de eerste voorzichtige pogingen om e-mailconsulten in te voeren. We zijn dan zo'n tien jaar later dan het filmpje uit de inleiding. Na de millenniumwisseling werden de e-mailconsulten (langzamerhand omgedoopt tot e-consulten) serieuzer opgepakt. Maar er was veel weerstand bij de meeste huisartsen en zelfs anno 2018 blijkt nog maar 60 % van de huisartspraktijken deze service aan te bieden. Tussentijdse spraakmakende projecten als 'de e-maildokter' (Robert Mol, actief van 2001 tot 2014) of de e-mailapplicatie Constamed, lieten wel zien dat er behoefte was aan e-mailcontacten, maar wisten maar weinig huisartsen echt in beweging te krijgen.

Social media kwamen rond 2010 ten tonele. Spraakmakend was het Tweetspreekuur van huisartsen Bart Brandenburg en Erik Jansen. Enkele praktijken hadden een eigen Facebookpagina, zoals de praktijk van Danny Jabbour (Huisartsenpraktijk Keizersgracht). Anno 2018 worden de social media door huisartsen nog niet massaal omarmd. Toch zijn er wel ontwikkelingen, zoals HaWeb (van het NHG), waar huisartsen informatie kunnen delen, onderling kunnen communiceren, al dan niet in groepen, en waar nieuws vanuit de belangrijke gremia gedeeld wordt. Ook zijn er professionele chat-apps zoals Siilo, Kanta Messenger, Zorgdomein patiëntenoverleg, Beter Dichtbij. De eerstegenoemde zijn met name voor intercollegiale chats bedoeld; de laatste wordt, net als de eerste echte huisartsen-app Mijn Dokter, ook gebruikt voor communicatie met patiënten.

Ontwikkelingen als videobellen zijn de laatste jaren wel mogelijk, maar worden nog weinig structureel ingezet. Initiatieven als Patienthub (tegenwoordig Luscii) van FocusCura, Webcamconsult (van dermatologen van Gerwen en Tjioe) en 'Mag ik meekijken?' (van de ontwikkelaar van de 'Moet ik naar de dokter?'-app) lieten al wel voordelen zien, maar worden nog niet massaal gebruikt door huisartsen. Grotere successen werden hiermee wel behaald bij met name thuiszorgorganisaties.

Een van de allergrootste successen dient apart genoemd worden: ▶ thuisarts.nl. Deze website, opgezet door het NHG, voorziet in een grote behoefte waar het gaat om voorlichting aan patiënten. Honderden ziektebeelden en behandelingen worden conform de bestaande huisartsenstandaarden, in begrijpelijke taal en geïllustreerd met filmpjes en schema's, uitgelegd aan de patiënt. De huisarts kan deze informatie op het spreekuur al laten zien en op een eenvoudige manier doorzenden naar de patiënt. Dit initiatief is massaal omarmd door de huisartsengemeenschap en wordt vrijwel dagelijks ingezet. Ook Inforium mag nog genoemd worden, een portaal waarbij alle patiënteninformatie die beschikbaar is via de stichting Betrouwbare Bron, wordt gepresenteerd.

1.6 E-Health

Hiervoor werd al kort ingegaan op enkele ontwikkelingen van de laatste tijd. In de beginjaren van de 21^e eeuw werd voor deze ontwikkelingen de term e-Health bedacht. E-Health behelst alle vormen van gezondheidszorg waarbij gebruik wordt gemaakt van informatie- en communicatietechnologie (ICT) in de brede zin van het woord. Aangezien de ontwikkelingen op dit gebied exponentieel zijn, zal dit de gezondheidszorg ook vrij drastisch 'ontwrichten'. Toch lijken nog weinig huisartsen bewust zich daarvan bewust te zijn. De meeste praktijkvoeringen zijn nog redelijk traditioneel. Hier zijn zeker ook goede redenen voor te bedenken en ook is het zo dat nog lang niet alle patiënten hierop voorbereid zijn.

- **Apps**

Er is met het ontstaan van de eerste smartphones, rond 2007, een ware explosie aan gezondheidsapps ontstaan. Pogingen om hier enige orde in te scheppen bleken razend moeilijk. De Koninklijke Nederlandse Maatschappij tot bevordering der Geneeskunst (KNMG) initieerde samen met MedicalPhit in 2011 de Health App Award. Diezelfde KNMG heeft later ook een app-checker ontwikkeld, die echter nog vrij theoretisch is. Heel praktisch is de GGDAppStore, waar een flink aantal apps niet gekeurd worden, maar wel voorzien worden van een recensie en een gebruikersoordeel. Pogingen van het NHG om een soort keurmerk voor medische apps te ontwikkelen strandden. Gelukkig worden apps wel waar mogelijk genoemd in publieksinformatie zoals ▶ thuisarts.nl. Vrij recent werd het idee van een keurmerk toch weer serieus opgepakt in de vorm van het Nationaal e-Health Living Lab (NeLL) van hoogleraar e-Health Niels Chavannes uit Leiden.

Er zijn ook app-bouwers die pakketten ontwikkelen met modules voor verschillende doeleinden. In het Amsterdamse ziekenhuis OLVG wordt bijvoorbeeld geëxperimenteerd met een app van Synappz, Clinicards. In het kader van het beoordelen en keurmerken van apps lijkt een dergelijke ontwikkeling beter te beheersen, zeker als wetenschappelijke en beroepsverenigingen zich hiermee verbinden.

- **Trackers en sensoren**

In de thuiszorg is het al gangbaar: het gebruik van sensoren om de zorg beter te maken. En de ontwikkeling gaat snel. De laatste jaren zijn er pleisters ontwikkeld die meetgegevens als hartslag, ademfrequentie, temperatuur, zuurstofsaturatie en bloeddruk kunnen monitoren en verzenden. Daarnaast is het gebruik van trackers en sensoren in niet strikt medische zin ook toegenomen. Veel mobiele telefoons zitten bomvol met dit soort apparatuur. En menig pols wordt in toenemende mate opgesierd met een stappenteller, waarin vaak ook een hartslagmeter zit.

Het is te verwachten dat de huisarts in toenemende mate geconfronteerd zal worden met patiënten die zelf metingen uit gaan voeren. Daaraan gekoppeld zullen er compleet nieuwe vragen ontstaan. Zoals iedere ontwikkeling zal dit nieuwe mogelijkheden gaan bieden, maar zeker ook nieuwe problemen.

Enerzijds neemt dus de hoeveelheid data explosief toe. Anderzijds zal door big data-analyse de manier waarop we beslissingen gaan nemen, drastisch veranderen. In de eerste lijn zijn NHG-doc en Pacmed al bezig met deze ontwikkelingen.

- **Dossiervorming**

Zoals al geschetst werd in de ontwikkeling van het HIS, zijn er nogal wat problemen in het gebruik van patiëntendossiers. De ontwikkeling van de laatste jaren laat ook zien dat patiënten meer behoefte hebben aan eigen regie. Zeker met de ontwikkelingen van nieuwe meetmogelijkheden thuis ontstaat er een kloof tussen die mogelijkheden van eigen regie en de starre systemen in de dokterspraktijk. De Nederlandse Patiënten Federatie deed al onderzoek naar de mogelijkheden van het persoonlijk gezondheidsdossier (PGD, tegenwoordig steeds vaker persoonlijke gezondheidsomgeving genoemd, PGO).

De overheid is in het eerste decennium van deze eeuw druk bezig geweest met de vorming van een landelijk EPD, waarbij Nictiz in de eerste jaren een belangrijke rol vervulde. Eigenlijk is EPD een ongelukkig gekozen naam; er was immers helemaal geen sprake van een dossier, maar van de vorming van een landelijke infrastructuur om informatie op de juiste plek te kunnen vinden. Die infrastructuur werd ontwikkeld in de vorm van het Landelijk Schakel Punt (LSP). Op het cruciale moment werd echter door vrees voor privacy-issues, de wet op het EPD door de eerste kamer in 2011 afgestemd. Hierna hebben zorgverleners zelf de Vereniging van Zorgaanbieders Voor Zorgcommunicatie (VZVZ) opgericht, die de verdere uitrol op zich heeft genomen.

Het LSP werkt en wordt gebruikt, maar kent nog vele haken en ogen op het gebied van gebruiksgemak, beveiliging, privacy en mogelijkheden. Het is dan ook de vraag of het huidige model toekomstbestendig is. Zou het niet logischer zijn om het dossier écht in handen van de patiënt te leggen? Om de situatie om te draaien: niet de patiënt kan desgewenst inkijken of gegevens toevoegen aan het dossier van huisarts, specialist, thuiszorgorganisatie of welke zorgverlener dan ook, maar de zorgverlener haakt waar nodig aan bij het kerndossier van de patiënt en voegt zijn deel toe. Natuurlijk kent ook dit idee nog vele valkuilen en problemen. Maar het lijkt erop of de huidige eilandvorming in 'dossierland' ertoe leidt dat de kracht ontbreekt om de broodnodige verbetering tot stand te laten komen.

1.7 Conclusie

Waar de huisarts aanvankelijk voorop liep met automatisering, lijken de maatschappelijke en technische ontwikkelingen op dit moment zo snel te gaan, dat de systemen al snel op achterstand raken. Deze ontwikkelingen bekrachtigen de positie van de patiënt (*empowerment*) maar roepen ook vragen op en zorgen voor nieuwe uitdagingen. De grootste uitdaging voor de huisarts is meer dan dertig jaar geleden al genoemd door dr. H.G.M. Van der Velden in *Huisarts & Wetenschap*: 'We moeten ons afvragen of we onze praktijkvoering niet ánders moeten doen met het ontwikkelen van de techniek.'

Geraadpleegde literatuur

Lamberts, H. (1989). Automatiseren, standaardiseren, differentiëren. *Huisarts en Wetenschap, 6,* 203–204.
Ter Braak, E. M., & Van der Werf, G. T. H. (1989). Automatiseren, standaardiseren, differentiëren. *Huisarts en Wetenschap, 6,* 208–211.
Van der Velden, H. G. M. (1986). To computerize or not? *Huisarts en Wetenschap, 11,* 348–350.
Van der Werf, G. T. H. (1996). Probleemlijst, SOEP en ICPC. *Huisarts en Wetenschap, 6,* 265–270.
Van Osselen, E., Helsloot, R. S. M., Van der Werf, G. T. H., & Van Zalinge, E. (2016). Achter de schermen: De praktijkvoering. *Huisarts en Wetenschap, 8.*

Websites
- www.nhg.org
- www.lhv.nl
- www.nictiz.nl
- www.ggdappstore.nl
- https://hawebsso.nl
- www.siilo.com
- www.kanta-messenger.nl
- https://zorgdomein.com
- www.beterdichtbij.nl
- https://mijndokterapp.nl
- www.focuscura.com/nl/zakelijk/producten/ccontact-beeldzorg
- https://webcamconsult.com/nl/
- www.magikmeekijken.nl/home
- www.thuisarts.nl
- www.inforium.nl
- www.lumc.nl/over-het-lumc/nieuws/2018/maart/nell-alle-landelijke-ehealth-initiatieven-onder-een-dak/
- http://www.synappz.nl/clinicards/
- www.patientenfederatie.nl/pgd-kader-2020/
- www.vzvz.nl
- http://www.nhgdoc.nl
- http://www.pacmed.ai/nl/

De ggz: koplopers in digitale zorg

Jorne Grolleman

2.1 Inleiding – 12

2.2 Het aanbod van digitale zorg in de ggz – 12

2.3 Effectiviteit van het aanbod – 13

2.4 De huidige stand van digitale zorg voor mensen met psychische klachten – 14

2.5 Veelbelovende ontwikkelingen – 15

2.6 De ggz: van de breedte naar de diepte – 17

Geraadpleegde literatuur – 17

© Bohn Stafleu van Loghum is een imprint van Springer Media B.V., onderdeel van Springer Nature 2019
F. Kreier en I. Verberk-Jonkers (Red.), *De dokter en digitalisering*,
https://doi.org/10.1007/978-90-368-2161-2_2

2.1 Inleiding

E-health is niet meer weg te denken uit de ggz. Bij de huisarts, in de basis- en specialistische ggz: overal is digitale zorg beschikbaar. Al sinds 2000 is er in Nederland sprake van de ontwikkeling van digitale behandelingen die zelfstandig of in combinatie met een hulpverlener door patiënten kunnen worden gevolgd. Zogeheten 'online behandelplatformen' worden gemiddeld al langer dan zeven jaar door alle grote ggz-instellingen aangeboden en ook de praktijkondersteuner ggz (POH-GGZ) bij de huisarts is in laatste jaren sterk aangehaakt. Daarnaast bestaat er een fors aanbod van online hulpverlening die geheel vanuit huis kan worden gevolgd. De geestelijke gezondheidszorg is zowel nationaal als internationaal koploper op het gebied van digitale zorg, ook wel *e-mental health* genoemd. Nederland heeft een goede ggz-infrastructuur en de ggz is bij uitstek een sector waar digitale informatie en communicatie op zijn plek is. Er is een traditie van geprotocolleerde behandelingen die goed beschreven staan in draaiboeken en worden ondersteund met huiswerkopdrachten. Dit biedt een goede basis voor digitalisering. Omdat een ggz-behandeling vaak voor het grootste gedeelte uit interactie bestaat tussen cliënt en hulpverlener, biedt digitale zorg nieuwe kanalen voor contact op afstand. In dit hoofdstuk staan we stil bij de mogelijkheden van het aanbod, de stand van zaken rond het gebruik en de effectiviteit ervan en werpen we een blik op veelbelovende innovaties in ontwikkeling.

2.2 Het aanbod van digitale zorg in de ggz

Er is een buitengewone diversiteit van digitale zorg in de geestelijke gezondheidszorg. Van zelftests, apps, digitaal lotgenotencontact, zelfmonitoring, beeldbellen tot aan allerlei vormen van digitale behandelcomponenten, games en virtual reality. De meest gebruikte e-mental health-toepassingen zijn terug te brengen tot drie categorieën:

1. *Digitale zelfhulp*. De eerste generatie van e-health-toepassingen ging uit van het digitaliseren van bestaande zelfhulpprogramma's in een nieuw digitaal jasje. Digitale zelfhulp is zelfstandig te volgen op ieder moment en heeft via het internet een groot bereik. Er zijn verschillende voorbeelden van websites en programma's die mensen met psycho-educatie, oefeningen, een dagboek en goede achtergrondinformatie ondersteunen. Het Trimbos-instituut en de Vrije Universiteit zijn de belangrijkste grondleggers van deze vorm van e-mental health, met als voorbeelden ▶ kleurjeleven.nl, ▶ minderdrinken.nl en ▶ psyfit.nl. Wat meer recent is door de stichting Mirro een reeks zelfhulpprogramma's ontwikkeld. Deze passen goed in de context van de huisartsenzorg. Zelfhulp vraagt veel van de motivatie van de cliënt en heeft om die reden vaak een hogere uitval, maar is ook goedkoper en toegankelijker dan ggz-zorg. Meer recent zijn er ook verschillende zelfhulp-apps ontwikkeld, zoals Temstem, voor mensen die stemmen horen en willen leren om deze zelfstandig naar de achtergrond te brengen. Ook zijn er legio mindfulness-apps ontwikkeld.

2. *Blended behandelen.* De combinatie van digitale zorg en reguliere behandeling wordt ook wel blended behandelen genoemd. Hierbij kunnen onderdelen van de behandeling worden vervangen door digitale componenten, zoals online psycho-educatie. Sinds 2010 zijn zogeheten 'online behandelplatformen' beschikbaar. Online behandelplatformen bevatten onder andere behandelmodules, oefeningen, dagboeken en verschillende communicatietools. Blended behandelen is in potentie effectiever dan alleen digitale zorg. De acceptatie van cliënten is in de meeste gevallen groter dan bij online zelfhulp. De aanname is dat blended behandelen het beste van twee werelden kan bieden: goede informatie, educatie en communicatiemogelijkheden ter ondersteuning van de behandeling, in combinatie met persoonlijke aandacht en maatwerk van de behandelaar. Een overzicht van alle online behandelplatformen is te vinden op ▶ www.digitalezorgkompas.nl.
3. *Online hulpverlening.* In de geestelijke gezondheidszorg geldt dat een aanzienlijk deel van de psychische klachten een langere tijd of zelfs volledig onbehandeld blijft. Voor een grote groep mensen is de stap naar hulpverlening om verschillende redenen lastig. Voor specifieke groepen is om deze reden een apart aanbod ontwikkeld. Dit is in eerste instantie met name gericht op problematiek waar veel sprake is van schaamte en behoefte aan anonimiteit. Het anonieme contact zorgt voor openhartigheid en een andere dynamiek in het contact, die wel 'digitale disinhibitie' wordt genoemd (Grolleman 2014). Een bekend voorbeeld is de stichting 113Online, die informatie, therapie en begeleiding via internet aanbiedt voor mensen met suïcidale gedachten en neigingen. In 2017 werd de website door 500.000 bezoekers gebruikt. Voor jongeren met depressieve klachten is 'Grip op je Dip' ontwikkeld. Een anoniem aanbod met behulp van een groepschat voor jong volwassenen. In de afgelopen jaren hebben duizenden jongeren de online groepscursus gevolgd of e-mailondersteuning gekregen. Bij eetstoornissen kunnen cliënten terecht bij 99gram.nl. Deze groeiende vorm van hulpverlening wordt gefinancierd door het ministerie van VWS. ▶ 99gram.nl trok in de eerste vijf jaar na oprichting in totaal één miljoen unieke websitebezoekers. Een meer recente ontwikkeling is het aanbod van behandeling op afstand voor doelgroepen die behoefte hebben aan het gemak van 100 % online en de soms lange wachtlijsten van de reguliere ggz willen vermijden. Dit kan gaan om mensen met een drukke agenda, expats in het buitenland of mensen die niet willen of kunnen reizen.

2.3 Effectiviteit van het aanbod

Online zelfhulp en behandeling zijn een manier om een grote groep mensen in een vroeg stadium te bereiken. Blended behandeling biedt de kracht van het persoonlijke contact en de ondersteuning met digitale hulpmiddelen en communicatie op afstand. Naar met name online zelfhulp en behandeling op afstand is redelijk veel onderzoek gedaan. Er is nog geen bewijs voor de mate waarin blended behandelen – een combinatie van face-to-face behandeling met digitale componenten – even effectief is als behandeling. Deze vraag staat centraal in lopend onderzoek. Daarbij is er bijzondere aandacht voor de kosteneffectiviteit; kan de belofte dat blended behandelen goedkoper én van goede kwaliteit is worden waargemaakt? Het vormt op dit moment een van de belangrijkste onderzoeksvragen.

Wat weten we nu over de effectiviteit van e-mental health (Riper et al. 2013)? Online zelfhulp en behandeling voor depressieve klachten en angst zijn effectief en waarschijnlijk ook kosteneffectief. Dat geldt ook voor online programma's voor alcoholproblemen, waarbij de kosteneffectiviteit nog niet duidelijk is. Op andere terreinen, zoals suïcidepreventie, is dit nog niet aangetoond. Interventies op het gebied van vitaliteit en welbevinden laten wisselende resultaten zien. Preventie van psychosen via internet lijkt veelbelovend, maar dient verder onderzocht te worden.

2.4 De huidige stand van digitale zorg voor mensen met psychische klachten

Het aantal ggz-professionals dat kan beschikken over digitale behandelmogelijkheden is groot. Ter illustratie: minimaal de helft van de ggz-behandelaren in grote ggz-instellingen kan inloggen op een online behandelplatform. Dat wil niet zeggen dat cliënten automatisch veel gebruikmaken van e-mental health. Na een fase van vijf jaar van ontwikkelen en invoeren in de praktijk, staat de huidige fase in het teken van opschaling. Blended behandelen vraagt echt om een gedragsverandering. In deze paragraaf wordt ingegaan op de stand van zaken van het gebruik binnen ggz-instellingen en in de eerste lijn bij de POH-GGZ.

- Het gebruik onder cliënten

De eHealth-monitor van Nictiz uit 2016 concludeert dat van zorggebruikers die contact hadden met een ggz-hulpverlener 13 % een blended behandeling aangeboden heeft gekregen en 9 % er daadwerkelijk voor heeft gekozen. Een kwart van de ggz-zorggebruikers geeft aan open te staan voor het gebruik van e-mental health. Een behandeling die volledig online plaatsvindt, is niet erg populair: bijna driekwart van de zorggebruikers zegt hiervan geen gebruik te willen maken (Nictiz 2016). Uit de eHealth-monitor 2016 blijkt tevens dat één op de tien zorggebruikers gebruikmaakt van een website of app tegen stress, slecht slapen of piekeren en dat 13 % een online zelftest heeft ingevuld.

- Blended behandelen bij ggz-instellingen

Alle grote, geïntegreerde ggz-instellingen maken gebruik van online behandelplatformen. Ongeveer de helft van alle hulpverleners heeft toegang tot een digitale behandelomgeving. Uit onderzoek onder 24 instellingen (Grolleman et al. 2016) wordt duidelijk dat de platformen, ondanks de grote beschikbaarheid, nog niet de toegevoegde waarde leveren die ze zouden kunnen bieden. Minder dan één op de tien cliënten krijgt daadwerkelijk digitale zorg aangeboden. Het blijkt voor instellingen moeizaam om de digitale componenten van een behandelplatform te verweven met het zorgproces. Er is nog te vaak sprake van stapeling van digitale componenten op de reguliere zorg.

Hierdoor is blended zorg vaak duurder dan reguliere zorg. Instellingen geven dan ook aan dat het belangrijk is om op voorhand het blended zorgproces uit te werken en hierover werkafspraken te maken. In de praktijk doen instellingen dit nauwelijks.

De oorzaak van de beperkte implementatie van blended behandeling hangt volgens ggz-instellingen samen met een gebrek aan tijd en geld voor de ondersteuning bij de invoering. Er is sprake van een gebrek aan vaardigheden en ervaring met digitale zorg bij de behandelaar waardoor het betekenisvol en efficiënt inzetten ervan achterblijft. De kwaliteit van de gebruikte online behandelplatformen wordt als voldoende beoordeeld en vormt geen belemmering voor het gebruik ervan. De meest gebruikte opties van de platformen zijn: behandelmodules, de berichtfunctie en dagboeken. Chat, videocontact en apps worden nog nauwelijks ingezet.

- **E-mental health in de huisartsenpraktijk**

Uit de eHealth-monitor (Nictiz 2017) blijkt dat 98 % van de praktijkondersteuners in het afgelopen jaar een vorm van e-mental health heeft ingezet. De grote groei van het gebruik hangt samen met het bestaan van een aparte financieringsregeling voor digitale zorg bij de POH-GGZ vanaf 2014. Praktijkondersteuners-GGZ hebben een grote werkdruk en zien e-mental health als een manier om efficiënter te werken. Digitale zelfhulp past erg goed bij de werkwijze van de POH-GGZ, waarin de nadruk ligt op het ondersteunen van zelfmanagement in plaats van behandelen. Op dit moment wordt door POH's-GGZ e-mental health voornamelijk ingezet voor psycho-educatie en communicatie op afstand. Het huidige aanbod is volgens de POH-GGZ niet voor iedereen geschikt: ongeveer één op de twee POH's geeft aan dat het aanbod voor minder dan de helft van de cliënten geschikt is.

2.5 Veelbelovende ontwikkelingen

Naast de meest gebruikte digitale zelfhulp, behandelplatformen en online (anonieme) hulpverlening, is er een aantal ontwikkelingen gaande die in de komende jaren in toenemende mate in de belangstelling zullen staan.

- **Standaardisatie van gegevensuitwisseling en online dossierinzage**

De ggz blijft nog relatief achter als het gaat om bieden van digitale gemaksdiensten (online afspraken maken, herhaalrecepten aanvragen en e-consult) en biedt vrijwel nog geen online inzage voor patiënten in het dossier. Ook de digitale gegevensuitwisseling tussen ggz-instellingen en de eerste lijn staat in de kinderschoenen. Om deze gegevensuitwisseling mogelijk te maken zal er eenheid van taal moeten ontstaan in de vorm van een kerndossier waarmee elke zorgverlener in de keten op dezelfde wijze gegevens vastlegt. Deze meer basale e-Health-functionaliteiten zullen in de komende jaren (2018–2020) in een snel tempo worden ontwikkeld met behulp van de stimuleringsgelden van de regeling VIPP GGZ (GGZ Nederland 2017). VIPP staat voor Versnellingsprogramma Informatie-uitwisseling Patiënt & Professional. In vrijwel alle echelons van de zorg wordt deze regeling ingezet om gegevens gestandaardiseerd uit te wisselen conform de Basisgegevensset Zorg (BgZ) – een set van gestandaardiseerde patiëntgegevens, gedefinieerd aan de hand van informatiebouwstenen die de betekenis, structuur en waardelijsten van veelgebruikte gegevenselementen weergeven. Hierbij kun je denken aan algemene patiëntgegevens, diagnoses, verrichtingen en medicatie. Daarnaast speelt de digitale inzage van het dossier voor patiënten in de regeling een belangrijke rol. Deze wordt veelal via een patiëntportaal aangeboden. In het kielzog hiervan zal ook de uitwisseling van het cliëntdossier met een persoonlijke gezondheidsomgeving (PGO) verder worden ontwikkeld. De overheid zet hier met behulp van het zogeheten 'MedMij-programma' stevig op in. Hierbij kunnen patiënten via een centrale applicatie beschikken over alle eigen medische dossiergegevens van zorgaanbieders.

Angst overwinnen met virtual reality (VR)

Virtual reality heeft in de ggz een eigen plek verworven voor specifieke doeleinden. Met behulp van een virtuele wereld kunnen patiënten op een veilige en beheersbare manier oefenen met situaties die angst oproepen. Het kan gaan om het simuleren van een vliegreis bij vliegangst of het buiten zijn bij pleinvrees. Ook sociale interacties bij sociale angst of autisme kunnen met VR realistisch en toch veilig worden getraind. Mensen met psychosen en een sterke achterdocht vermijden vaak anderen en omgevingen omdat zij vrezen voor nare gebeurtenissen. Ook hierbij biedt VR uitkomst om de achterdocht te verminderen. Virtual reality vermindert de angst en versterkt het zelfvertrouwen en verlaagt daarmee de drempel naar de praktijk (Roos et al. 2018).

Chatbots in de ggz

De inzet van chatbots – slimme software die een chatgesprek kan voeren met een gebruiker – is voor commerciële doeleinden enorm toegenomen. Virtuele assistenten helpen om een vliegticket te boeken of vragen te beantwoorden over de levering van via internet bestelde producten. De technologie achter deze digitale klantenservice is ook in te zetten binnen de zorg. Deze chatbotsystemen analyseren de tekst die de gebruiker intypt met behulp van slimme algoritmes. Het lijkt, in het licht van de groeiende wachtlijsten in de ggz, interessant om een chatbot te ontwikkelen die kan functioneren als een zorgverlener. Een voorbeeld hiervan is Woebot (▶ https://woebot.io), een Facebookchatbot die een vast script hanteert. Uit onderzoek blijkt de chatbot depressieve klachten te verminderen, ondanks dat een deel van de gebruikers aangeeft dat de chatbot gelimiteerd is in zijn mogelijkheden om natuurlijke taal te begrijpen. Een ander voorbeeld is de chatbox Tess, die in Nederland in een pilot beoordeeld wordt op gebruikerswaardering (▶ www.newhealthcollective.nl). Tess biedt een vrije dialoog aan. Voor gebruikers is het helder dat het gaat om een chatbot en geen echte hulpverlener. De gebruikers geven aan de chatbot te waarderen, ondanks dat de chatbot niet alle invoer van de gebruiker goed interpreteert. Een geheel vrije dialoog lijkt op dit moment niet wenselijk met het oog op het gevoelige karakter van een ggz-behandeling. Een meer gestructureerde variant met vaste antwoordmogelijkheden is voor gebruikers vaak wel prettig. De verwachting is dat de huidige chatbots met slimme zelflerende algoritmes steeds beter functioneren naarmate ze vaker worden ingezet.

- **Een persoonlijke en doeltreffende ggz met zelfmonitoring en big data**

Slimme apps, sensoren en zogenoemde *wearables* maken het mogelijk om gedrag en gezondheid eenvoudiger te monitoren. Als we in staat zijn om deze meetdata op een intelligentie manier te vertalen, stelt deze technologie ons in staat om een beter zicht te krijgen op de klachten, de klachtenontwikkeling en de effectiviteit van behandeling (Grolleman en Verkerk 2016). Deze belofte betekent een meer persoonlijke diagnostiek en maatwerkbehandeling en meer ruimte voor preventie en het voorkomen van terugval door slimme monitoringstechnieken. Dit vakgebied staat nog in de kinderschoenen. Er zijn verschillende innovatieprojecten waarbinnen toepassingen zoals de PsyMate en de Goalie-app worden doorontwikkeld en geëvalueerd. PsyMate (▶ www.psymate.eu) heeft als doel op heel regelmatige basis gebruikers te monitoren en op verschillende tijdstippen op een dag een aantal vragen te stellen over onder andere de stemming. Goalie (▶ www.getgoalie.com) gaat hierbij ook uit van het meten van slaappatronen en beweging met behulp van sensoren en wordt ingezet om behandeldoelen te meten via de app. Deze toepassingen hebben een grote potentie, maar staan qua toepassing nog in de kinderschoenen.

2.6 De ggz: van de breedte naar de diepte

De ggz is bij uitstek een inspiratie voor andere sectoren in de zorg, door de lange historie en ruime ervaring met de toepassing van innovaties in de reguliere behandeling. Toch is er in de ggz meer rendement met digitale zorg te behalen door de inzet onderdeel te maken van een transformatie naar nieuwe behandelmodellen. Meer preventie en maatwerk met slimme algoritmes, slimme monitoring voor het meten van behandelsucces en als nazorg flexibele en digitaal ondersteunde behandelingen, die meer uitgaan van de behoefte van de patiënt dan van de het standaardprotocol van de behandelaar. Hierbij blijft het een uitdaging om te innoveren in een sector die zich bekommert om prangende uitdagingen als bezuinigingen, beddenafbouw en wachtlijsten. We zien hier dat innovatie met name in samenwerkingsverbanden tussen verschillende spelers in regionale proeftuinen of coalities tussen ggz-organisaties tot stand komt. De schaarse middelen maken dat innoveren gelijkstaat aan samenwerken. Tel hierbij alle inspanningen op voor het realiseren van gestandaardiseerde gegevensuitwisseling en online dossierinzage in het kader van VIPP GGZ en je kunt concluderen dat de agenda voor e-mental health de komende jaren goed gevuld is.

Geraadpleegde literatuur

GGZ Nederland (2017). *Visiedocument @PATIENTconnect. Hoe informatiebeleid in de ggz zich concentreert op de waarde voor de patiënt'*. Verkregen op 29 oktober 2019 van ▶ www.vippggz.nl/dynamic/media/87/documents/Visiedocument%20waardegedreven%20ggz.pdf.

Grolleman (2014). *Online hulpverlening: alle remmen los?* Verkregen op 19 oktober 2018 van ▶ www.smarthealth.nl/2014/04/16/blog-online-hulpverlening-digital-disinhibition/.

Grolleman, J. J., & Verkerk, M. J. (2016). *Naar een persoonlijke en doeltreffende ggz. Doorbraak door zelfmonitoring en big data*. Verkregen op 16 juli 2018 van ▶ https://vitavalley.nl/wp-content/uploads/2017/09/VitaValley-Naar-een-persoonlijke-en-doeltreffende-GGZ-doorbraak-door-zelfmonitoring-en-big-data-23-06-2016.pdf.

Grolleman, J. J. et al. (2016). *Meer rendement met e-mental health*. Zeist: M&I/Partners. Verkregen op 16 juli 2018 van ▶ https://mxi.nl/uploads/files/publication/meer-rendement-met-e-mental-health.pdf.

Krijgsman, J. et al. (2016). *eHealth-monitor 2016. Meer dan techniek*. Den Haag/Utrecht: Nictiz/Nivel.

Pot-Kolder, R. M. C. A., Geraets, C. N. W., Veling, W., Van Beilen, M., Staring, A. B. P., Gijsman, H. J., et al. (2018). Virtual-reality-based cognitive behavioural therapy versus waiting list control for paranoid ideation and social avoidance in patients with psychotic disorders: A single-blind randomised controlled trial. *The Lancet Psychiatry, 5*(3), 217–226.

Riper, H., Van Ballegooijen, W., Kooistra, L., De Wit, J., & Donker, T. (2013). *Preventie & eMental-health: Onderzoek dat leidt, technologie die verleidt, preventie die bereikt en beklijft*. Kennissynthese i.o.v ZonMw Preventie. Amsterdam: VU Amsterdam.

Wouters, M. et al. (2017). *eHealth-monitor 2017. Kies bewust voor eHealth*. Den Haag/Utrecht: Nictiz/Nivel.

Verpleegkundige informatietechnologie

Herman Satter

3.1 Inleiding – 20

3.2 Gegevens verzamelen, vastleggen en overdragen – 20

3.3 Risicovolle processen – 22

3.4 Beslisondersteuning – 23

3.5 Aanpassen werkwijzen – 23

3.6 IT-verpleegkundige – 23

© Bohn Stafleu van Loghum is een imprint van Springer Media B.V., onderdeel van Springer Nature 2019
F. Kreier en I. Verberk-Jonkers (Red.), *De dokter en digitalisering*,
https://doi.org/10.1007/978-90-368-2161-2_3

3.1 Inleiding

De laatste twee decennia vindt er een transitie plaats: papieren patiëntendossiers worden vervangen door elektronische patiëntendossiers (EPD). De scheiding van informatie in een verpleegkundig dossier en medisch dossier verdwijnt steeds meer: informatie wordt samengebracht in één patiëntdossier. Daarnaast wordt elektronische apparatuur gebruikt voor het monitoren en vastleggen van relevante patiëntgegevens. Voorbeelden van 'eenvoudige toepassingen' zijn bloeddrukmeters voor thuismonitoring en insulinepompjes. Maar ook bestaande apparatuur wordt steeds geavanceerder en geïntegreerd in het EPD. Welke intensivecareverpleegkundige neemt de monitorgegevens nog handmatig over op lange controlelijsten?

Het werken met een EPD of andere elektronische apparatuur vraagt nieuwe vaardigheden van verpleegkundigen. In dit hoofdstuk wordt beschreven welke invloed de transitie naar een EPD heeft op het verzamelen, vastleggen en overdragen van gegevens. Verder wordt beschreven aan welke ontwikkelingen wordt gewerkt en hoe verpleegkundigen kunnen bijdragen aan het ontdekken van nieuwe manieren van zorgverlening.

Deze transitie geeft nieuwe mogelijkheden voor het doorontwikkelen van de verpleegkundige beroepsgroep en aan professionals die werken aan het steeds beter digitaal ondersteunen van verpleegkundigen.

3.2 Gegevens verzamelen, vastleggen en overdragen

Verpleegkundigen leren in hun opleiding op een holistische manier gegevens van de patiënt te verzamelen. Niet alleen de aandoening, maar ook de sociale, lichamelijke en psychische gezondheidsbeleving bepalen welke zorg voor de patiënt relevant is. Een dossier ondersteunt de verpleegkundige om verzamelde gegevens vast te leggen.

Met de implementatie van een EPD wordt het verzamelen, vastleggen en overdragen van gegevens in één patiëntdossier een multidisciplinaire verantwoordelijkheid. Door verpleegkundigen verzamelde gegevens zijn niet alleen maar relevant voor de verpleegkundige besluitvorming, maar worden door meer zorgprofessionals bij hun besluitvorming gebruikt. Spreken en schrijven over een *verpleegkundig* dossier kan de indruk wekken dat verzamelde en vastgelegde gegevens alleen door de verpleegkundige professie worden gebruikt en tot verkeerde aannames leiden. Het elektronisch *patiënten* dossier is daarom een beter benaming waarmee duidelijk wordt dat gegevens worden verzameld voor het totaal van de patiëntenzorg.

- Gegevens verzamelen

Informatiesystemen maken het mogelijk gegevens die verzameld zijn opnieuw te gebruiken in een andere context. Op deze manier wordt dubbele gegevensverzameling voorkomen. Het voorkomt ook fouten bij het overnemen van gegevens.

Toch worden met deze nieuwe mogelijkheden ook nieuwe vraagstukken geïntroduceerd. Is een bloeddruk staand, zittend of liggend gemeten? Is het gewicht van de patiënt met of zonder kleding gewogen? Om verzamelde gegevens in verschillende contexten te kunnen gebruiken moeten de gegevens dus aan verschillende voorwaarden voldoen. Deze voorwaarden zijn door branche- en beroepsverenigingen, ondersteund door Nictiz, vastgelegd in zorginformatiebouwstenen (zib) (▶ https://zibs.nl/wiki/ZIB_Hoofdpagina). In een zib staan afspraken over welke gegevens moet worden vastgelegd, op welk detailniveau en in welke taal. Het gebruik van de zib in een EPD is een voorwaarde om gegevens in verschillende context te kunnen hergebruiken.

Gegevens worden dus verzameld voor en door meerdere zorgprofessionals. Wanneer de gegevens op een gestandaardiseerde manier zijn vastgelegd, kunnen ze ook worden hergebruikt. Op deze manier ontstaat een patiëntdossier waarmee in verschillende contexten en door verschillende zorgprofessionals gewerkt kan worden aan een relevant zorgaanbod voor de patiënt.

- **Gegevens vastleggen**

Binnen de verpleegkundige beroepsgroep is er discussie over nut en noodzaak van de registratie (vastleggen) van alle verzamelde gegevens. Daarnaast wordt er ook gesproken over de inbreuk die het gebruik van computers heeft op het persoonlijk contact. In de discussie rond registratie is het belangrijk om te beseffen voor wie en met welk doel de gegevens worden verzameld en vastgelegd. Gegevens worden verzameld en vastgelegd om de zorgvraag van de patiënt in kaart te brengen en te evalueren op uitgevoerde interventies.

Wat voor de één als registratielast kan voelen, zorgt bij de ander voor de mogelijkheid om direct tijd en aandacht te besteden aan de patiënt omdat de gegevens hergebruikt kunnen worden. Verpleegkundigen die het multidisciplinaire perspectief gebruiken in hun bijdrage over nut en noodzaak van het vastleggen van verzamelde gegevens, kunnen meehelpen één patiëntdossier te creëren waarmee de patiëntenzorg zo goed mogelijk wordt vormgegeven.

Naast de vragen over nut en noodzaak veroorzaakt het implementeren van een EPD ook vragen over het moment en de manier waarop gegevens worden vastgelegd. Met het direct aan de bron vastleggen van gegevens wordt voorkomen dat dezelfde gegevens door verschillende zorgprofessionals worden verzameld omdat ze nog geen onderdeel zijn van het dossier. In de praktijk is nog veel dubbelregistratie van verpleegkundigen zichtbaar, omdat gegevens eerst op papier (werkbriefje) worden geschreven en later ingevoerd in het EPD. Belangrijkste reden hiervoor is het overzicht wat hiermee gecreëerd wordt, doordat gegevens die in verschillende delen van het EPD worden vastgelegd op het werkbriefje worden gecombineerd. Tot op heden is er nog geen goed alternatief ontwikkeld voor deze toepassing van het werkbriefje. In het licht van registratie aan de bron moeten verpleegkundigen wel streven naar zo min mogelijk verlaat invoeren van gegevens in het EPD.

Het gebruik van de computer voor directe vastlegging wordt soms als een inbreuk op het persoonlijk contact ervaren. Het vastleggen van gegevens en tegelijkertijd directe persoonlijke interactie hebben met de patiënt vraagt goede digitale vaardigheden van de verpleegkundige. Digitale vaardigheden stellen een verpleegkundige in staat om doelgericht om te gaan met de apparatuur en het EPD. Digitale vaardigheden zijn met de digitalisering van de zorg dus ook onlosmakelijk verbonden met een professionele beroepsuitoefening. Het is normaal om in het bijzijn van de patiënt gegevens in het EPD vast te leggen. Dit nieuwe normaal maakt dat verpleegkundigen goede digitale vaardigheden moeten gaan zien als onderdeel van hun werk. Hierdoor staat werken met apparatuur en een EPD de interactie met de patiënt niet in de weg, maar verruimt het juist de mogelijkheden tot meer interactie.

- **Gegevens overdragen**

Na het verzamelen van gegevens moeten de patiëntgegevens verwerkt worden. De laatste twee decennia is binnen veel zorgsectoren overgeschakeld op digitale verwerking van gegevens. De wet geeft aan dat van iedere patiënt een dossier moet worden bijgehouden waarin alle voor de zorg relevante gegevens zijn verwerkt. Het is dus aan de verpleegkundige om te bepalen wat relevant is. Door middel van de Nationale Kernset Patiëntproblemen geeft de beroepsvereniging V&VN richting aan wat relevant is voor verpleegkundige zorg in de verschillende sectoren.

Verpleegkundigen ervaren bij de overdracht van zorg tussen de verschillende sectoren (thuiszorg, ziekenhuiszorg, revalidatie enzovoort) problemen bij het overnemen van gegevens. Deze sectoren hebben verschillende informatiesystemen, waarbij kerninformatie niet digitaal kan worden uitgewisseld. Tijdens de overdracht ontstaat vervolgens dubbele registratie. Om deze problemen bij het overdragen van gegevens op te lossen, moeten verpleegkundigen de standaarden die door de beroepsvereniging wordt aangegeven adopteren en zorgen voor implementatie in de informatiesystemen en werkprocessen in hun eigen organisatie.

3.3 Risicovolle processen

Wanneer een patiënt verpleegkundige zorg nodig heeft, gaat de patiënt er vanuit dat deze zorg veilig is. Patiëntveiligheid wordt met de implementatie van een EPD steeds verder verbeterd. Het scannen van een polsbandje ter voorkoming van patiëntverwisselingen, het scannen van medicatie waardoor toedieningsfouten worden voorkomen, het uitvoeren van een risicoscreening zoals decubitusscores zijn voorbeelden waarbij verpleegkundigen door middel van de huidige informatietechnologie ondersteund worden in het leveren van veilige zorg. Wetenschappelijke inzichten, landelijke standaarden en richtlijnen, zoals valpreventie bij ouderen, worden steeds meer onderdeel van een EPD, waardoor verpleegkundigen worden ondersteund bij het inzetten van de juiste interventies.

Soms lijkt het erop dat door de introductie van scorelijsten en scannen het checken centraal staat. Maar hier ligt de uitdaging voor verpleegkundigen: het doel van de checklist is niet de afvinklijst zelf, maar de relevantie van de scores voor de patiënt en zijn behandeling. Wanneer het systeem je steeds meer ondersteunt om de veiligheid te waarborgen, ontstaat er uiteindelijk meer ruimte om aandacht te geven aan de effectiviteit en de patiëntgerichtheid van de verpleegkundige zorg.

3.4 Beslisondersteuning

Een van de recente ontwikkelingen binnen het EPD is beslisondersteuning. Bij beslisondersteuning worden volgens het verpleegkundig proces gegevens gestructureerd en in eenduidige taal vastgelegd. Op basis van deze gegevens worden verpleegkundigen ondersteund bij het stellen van verpleegkundige diagnoses, het formuleren van doelen en het inzetten van de meest geschikte interventies. Bij de beslisboom Pijn wordt bijvoorbeeld op basis van patiëntkenmerken als leeftijd en cognitieve mogelijkheden (kind, dementie, gesedeerd) door het systeem een pijnmeetinstrument voorgesteld. Op basis van de scores van de pijnmeting worden interventies voorgesteld met de meest recente richtlijn als basis.

Bij beslisondersteuning worden verwerkte gegevens gebruikt om de verpleegkundige geautomatiseerd te ondersteunen. Anno 2018 wordt het werken met beslisondersteuning in een aantal ziekenhuizen uitgeprobeerd en geëvalueerd. Op basis van de evaluaties zal beslisondersteuning eventueel verder geïmplementeerd worden in elektronische patiëntendossiers.

3.5 Aanpassen werkwijzen

In de verschillende sectoren waar verpleegkundigen en verzorgenden werkzaam zijn, komen steeds meer middelen voor het verwerken van gegevens beschikbaar. In de intramurale setting zijn dit Computer on Wheels (COW) of personal computers (pc) in de ruimtes waar ook patiënten verblijven. In de extramurale setting worden steeds meer mobiele apparaten (tablets/smartphones) gebruikt om gegevens te verwerken.

Naast het verwerken van gegevens kan deze apparatuur ook gebruikt worden in combinatie met meldingssystemen voor valdetectie of monitoralarmen. Infuuspompen vragen nieuwe vaardigheden en het gebruik van pleisters om vitale gegevens te monitoren wordt onderzocht. Van verpleegkundigen wordt verwacht dat zij het omgaan met al deze digitale hulpmiddelen integreren in hun werk. Ook het betrekken en voorlichten van de patiënten bij het gebruik van deze middelen is een verpleegkundige taak. Het is aan de beroepsgroep om de ontwikkelingen op de voet te volgen en te vertalen naar nieuwe werkwijzen. Hierbij gaat het om de vaardigheid om te werken met de apparaten die worden ingezet, maar moet het vooral gaan over de kwaliteit van de gegevens die worden verzameld en verwerkt. Hoe efficiënt je in je eigen organisatie ook bent met het verwerken van gegevens via de meest moderne apparatuur, het echte verschil voor de patiënt wordt gemaakt wanneer deze gegevens ook uitwisselbaar zijn.

3.6 IT-verpleegkundige

Het nadenken over het vormgeven van informatiestromen en de digitale ondersteuning hiervan is voor verpleegkundigen nog vrij nieuw. Uit de eerdere paragrafen blijkt dat er in dit veld veel ontwikkelingen zijn. De verpleegkundige beroepsgroep moet zich inspannen om ook de verpleegkundige zorg digitaal door te ontwikkelen en beschikbaar te maken.

Een verpleegkundige zal het werken met apparatuur en IT niet als last ervaren wanneer hij door deze apparatuur wordt ondersteund in het werkproces en de professionele beroepsuitoefening. Het gaat hierbij niet om het werken met de nieuwste versies van apparatuur of IT. Een verpleegkundige moet worden ondersteund bij het verzamelen, vastleggen en overdragen van gegevens, het stellen van verpleegkundige diagnoses, het inzetten van de juiste interventies en het begeleiden van de patiënt.

Het werk in dit werkveld vraagt om verpleegkundigen die IT en zorg aan elkaar kunnen verbinden. In enkele ziekenhuizen is een Chief Nursing Information Officer (CNIO) aangesteld. Dit zijn verpleegkundigen met zorginhoudelijke kennis en kennis van informatiesystemen en apparatuur. Deze verpleegkundigen vervullen een brugfunctie tussen IT en zorg en zijn kartrekkers voor de digitalisering van het verpleegkundig werkproces in een ziekenhuis. Binnen afdelingen waar het beheer en doorontwikkelen van een EPD en de gebruikte apparatuur in de organisatie plaatsvindt, wordt steeds meer gewerkt met klinische informatici. Dit vakgebied richt zich op het verbinden van alle domeinen van digitalisering en kan vanuit de nieuwste kennis op deze gebieden meewerken aan het verbeteren van de kwaliteit van zorg.

Het werken met geavanceerde apparatuur en informatietechnologie is ook voor de verpleegkundige beroepsgroep een onlosmakelijk onderdeel van het werk. De verpleegkundige bijdrage aan deze ontwikkeling helpt om kwaliteit van zorg te verbeteren en samen met de patiënt nieuwe manieren van zorg te ontdekken.

Fysiotherapeut

Corelien Kloek

4.1 Inleiding – 26

4.2 Bewegend functioneren binnen handbereik – 26
4.2.1 Digitale middelen om te monitoren, activeren en informeren – 26

4.3 Interactie rondom bewegend functioneren – 28
4.3.1 Technologie als communicatiemiddel – 28

4.4 Data-ondersteund bewegend functioneren – 29
4.4.1 Verzamelen, beheren en gebruiken van data – 29

4.5 Toepasbaarheid voor de praktijk – 30

Geraadpleegde literatuur – 31

© Bohn Stafleu van Loghum is een imprint van Springer Media B.V., onderdeel van Springer Nature 2019
F. Kreier en I. Verberk-Jonkers (Red.), *De dokter en digitalisering*,
https://doi.org/10.1007/978-90-368-2161-2_4

4.1 Inleiding

- **Drie domeinen van digitalisering**

De fysiotherapeut is de specialist op het gebied van het bewegend functioneren. Mensen komen bij de fysiotherapeut als zij problemen ervaren met bewegen, of omdat zij gezondheidsproblemen hebben waarvoor een beweeginterventie is geïndiceerd (De Vries et al. 2014). Er komen steeds meer digitale toepassingen beschikbaar die zowel de patiënt als de fysiotherapeut kunnen ondersteunen in de diagnostische, therapeutische en nazorgfase. Digitalisering binnen de fysiotherapie dient als middel om de patiënt en het vak te ondersteunen en waar mogelijk te verbeteren. Dit hoofdstuk bespreekt aan de hand van casuïstiek een aantal uitdagingen en digitale oplossingen binnen de dagelijkse fysiotherapiepraktijk. Hierbij wordt onderscheid gemaakt tussen drie domeinen die elkaar deels overlappen (◘ fig. 4.1): bewegend functioneren binnen handbereik, interactie rondom bewegend functioneren en data-ondersteund bewegend functioneren (Gebaseerd op Shaw et al. 2017).

4.2 Bewegend functioneren binnen handbereik

4.2.1 Digitale middelen om te monitoren, activeren en informeren

> **Casus**
>
> Mevrouw Pietersen (41 jaar) heeft last van haar nek. Ze is bang dat er iets ernstigs aan de hand is en zoekt online naar informatie. Ze leest op een forum verhalen van mensen die al meerdere jaren last hebben van hun nek en maakt zich steeds meer zorgen. Door alle onzekerheid, stress en bijkomende vermoeidheid besluit ze haar yogales over te slaan: 'Jammer, vorige week kwam het er ook al niet van.'

- **Domeinbeschrijving**

De casus toont wat de impact kan zijn van onvolledige of niet-verifieerbare informatie over ziekte en gezondheid en de uitdaging om fysieke activiteit te integreren in het dagelijks leven. Het domein 'Bewegend functioneren binnen handbereik' biedt mogelijke oplossingen voor deze uitdaging. Dit domein betreft het groeiende aantal apps, websites en wearables die bij kunnen dragen aan het monitoren, activeren en informeren van de patiënt.

- **Voorbeelden uit de fysiotherapiepraktijk**

Diagnostische fase
Tijdens de diagnostische fase kan de fysiotherapeut gebruikmaken van apps om metingen uit te voeren, bijvoorbeeld om bewegingsuitslagen van gewrichten te meten of een bewegingsanalyse uit te voeren. Hiermee kan een gemaakte video vertraagd

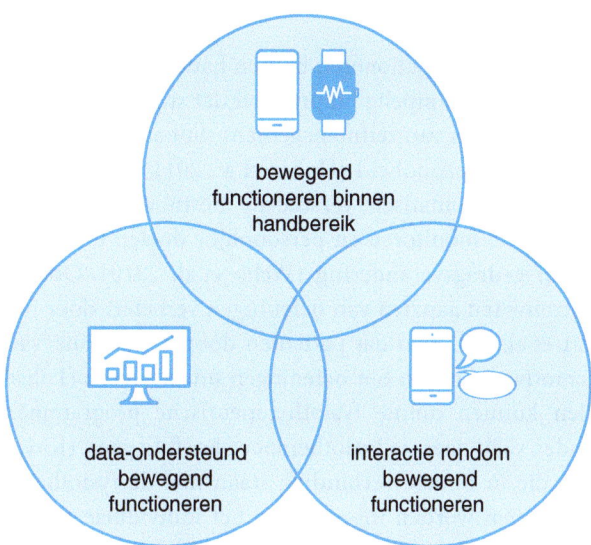

▫ Figuur 4.1 Digitalisering binnen de fysiotherapie

worden afgespeeld, lijntekeningen worden aangebracht en gewrichten worden vergeleken. Dergelijke bewegingsanalyses zijn door digitalisering nu door iedere fysiotherapeut uit te voeren, daar waar dit vroeger alleen in beweeglaboratoria of klinische centra werd gedaan (Manor et al. 2018). Op de consumentenmarkt zijn daarnaast talloze apps en horloges beschikbaar die het voor de patiënt mogelijk maken om hun eigen gezondheidstoestand en leefstijl continu te meten en te monitoren, zoals slaap, beweeggedrag en zitgedrag. In 2017 heeft ongeveer de helft van de chronisch zieken zelfstandig gezondheidswaarden gemeten zoals ondergewicht (90 %), bloeddruk (51 %) en bloedsuikerwaarde (25 %), gevolgd door lichamelijke activiteit (17 %) (Nivel/Nictiz 2017).

Therapeutische fase
Tijdens de therapeutische fase kan de fysiotherapeut gebruikmaken van virtuele revalidatieapparatuur waarbij de patiënt met behulp van spelvormen in een interactieve omgeving gemotiveerd wordt om bewegingen uit te voeren. Er kan gebruik worden gemaakt van videoschermen die aangesloten zijn op trainingsapparatuur en/of sensoren, maar er zijn ook *virtual reality* of *augmented reality*-toepassingen beschikbaar. In 2017 had 29 % van de fysiotherapeuten de beschikking over virtuele revalidatieapparatuur (Vader et al. 2017). Ook zijn er oefen-apps waarbij de patiënt door de fysiotherapeut geselecteerde beweeg- of ontspanningsoefeningen thuis via de app kan terugkijken. In 2017 had 15 % van de fysiotherapeuten de beschikking over digitale oefeningensoftware (Vader et al. 2017). Ook kan de fysiotherapeut verwijzen naar betrouwbare digitale bronnen met oefeningen en kunnen de eerder beschreven zelfmeetinstrumenten ook tijdens de therapeutische fase worden ingezet.

▪ Meerwaarde voor de patiënt

De meerwaarde van het domein 'Bewegend functioneren binnen handbereik' is dat de patiënt de beschikking krijgt over een laagdrempelig hulpmiddel dat stimuleert om de aandoening zelf te managen. Het bevorderen van zelfmanagement sluit aan bij de door Huber voorgestelde nieuwe definitie van gezondheid (Huber et al. 2011). Persuasieve (overtuigende) functionaliteiten, zoals automatisch verstuurde herinneringsberichtjes, en functionaliteiten om voortgang te monitoren en persoonlijke doelen te stellen, dragen bij aan de bevordering van gedragsverandering (Webb et al. 2010). Onderzoek heeft laten zien dat therapietrouw ten aanzien van oefeningen verbetert door het gebruik van oefen-apps (Lambert et al. 2017) en dat patiënten door het gebruik van virtuele revalidatieapparatuur gemotiveerder zijn om oefeningen uit te voeren (Lohse et al. 2013). In sommige gevallen kunnen online fysiotherapeutische programma's ervoor zorgen dat de patiënt minder vaak naar de fysiotherapeut hoeft te gaan (Kloek et al. 2018). Digitale toepassingen die in directe verbinding staan met de fysiotherapeut hebben als voordeel dat zij kunnen worden ingesteld op het individuele niveau van de patiënt. Digitale toepassingen uit de consumentenmarkt hebben als voordeel dat ze ook na afloop van de behandeling gebruikt kunnen blijven worden.

4.3 Interactie rondom bewegend functioneren

4.3.1 Technologie als communicatiemiddel

Casus

Meneer De Jong (23 jaar) is met mountainbiken ten val gekomen en heeft zijn schouder geblesseerd. Als na enkele dagen de klacht alleen maar verergert, wil hij met zijn fysiotherapeut overleggen. De fysiotherapeut twijfelt en wil overleggen met een in schouderproblematiek gespecialiseerde collega. Gezien de volle agenda's duurt het een week voordat de collega's elkaar te pakken krijgen.

▪ Domeinbeschrijving

De casus laat zien welke praktische belemmeringen interprofessioneel overleg in de weg kunnen staan. Het domein 'Interactie rondom bewegend functioneren' biedt mogelijke oplossingen door technologie als communicatiemiddel in te zetten. Digitale toepassingen maken het mogelijk op nieuwe manieren te communiceren tussen de patiënt en de fysiotherapeut, tussen patiënten onderling of interprofessioneel tussen fysiotherapeuten en/of andere zorgprofessionals. Automatisch verstuurde persoonlijke berichten, die maken dat er sprake is van communicatie tussen de digitale toepassing en de patiënt, behoren ook tot dit domein.

Voorbeelden uit de fysiotherapiepraktijk

Bij bijna de helft van de fysiotherapeuten is het mogelijk om online een afspraak te maken (Vader et al. 2017). Een klein aantal fysiotherapeuten biedt de mogelijkheid om via videobellen met de fysiotherapeut in contact te komen. Deze directe vorm van contact noemen we *synchrone* digitale communicatie. Bij *asynchrone* digitale communicatie verloopt het contact met de patiënt of fysiotherapeut indirect en reageert ieder op zijn eigen moment. Voorbeelden hiervan zijn beveiligde e-mail of een berichtenservice. In 2017 bood 77 % van de fysiotherapeuten deze service aan (Vader et al. 2017). Digitale toepassingen worden steeds slimmer en zijn ook in staat automatisch gepersonaliseerde berichten naar de patiënt te sturen. Zo kan de patiënt via een tekstbericht op zijn telefoon worden herinnerd aan zijn afspraak bij de fysiotherapeut of aan het doen van oefeningen. Ook kan het zijn dat de toepassing op basis van beweegdata en een bijbehorend algoritme, automatisch gepersonaliseerde feedback stuurt. Een ander voorbeeld zijn afgeschermde groepen op sociale media, waardoor patiënten elkaar onderling kunnen ondersteunen en motiveren. Diverse patiëntenorganisaties faciliteren daarnaast afgeschermde groepen op sociale media, waardoor patiënten elkaar onderling kunnen ondersteunen en motiveren.

Meerwaarde voor de patiënt

De meerwaarde van het domein 'Interactie rondom bewegend functioneren' voor de patiënt is dat communiceren met de fysiotherapeut makkelijker en laagdrempeliger is. Videobellen met de fysiotherapeut kan een oplossing zijn als de afstand tussen de patiënt en de fysiotherapeut te groot is. Het nadeel is dat de fysiotherapeut hiervoor wel over beveiligde software moet beschikken. Het digitaal communiceren met collega-zorgprofessionals kan ervoor zorgen dat zorgprofessionals sneller of makkelijker geïnformeerd raken. Automatisch verstuurde gepersonaliseerde feedback heeft als voordeel dat de patiënt passende adviezen krijgt, terwijl dit voor de therapeut geen extra tijdsinvestering vraagt.

4.4 Data-ondersteund bewegend functioneren

4.4.1 Verzamelen, beheren en gebruiken van data

Casus

Mevrouw Akyol (63 jaar) heeft diabetes type 1 en neemt deel aan een beweegprogramma bij haar fysiotherapeut. Op aanraden van haar diabetesverpleegkundige begint mevrouw met het consequent meten van haar bloedsuiker. De fysiotherapeut is op de hoogte van dagboekje, maar heeft nog niet het moment gevonden om de cijfers op een rijtje te zetten.

- **Domeinbeschrijving**

De casus laat zien dat verzamelde gezondheidsgegevens voor meerdere zorgprofessionals relevant kunt zijn en dat het handmatig analyseren van gegevens tijd kost. Het domein 'Data-ondersteund bewegend functioneren' beschrijft hoe digitalisering hier een rol in kan spelen. Dit domein betreft het verzamelen, beheren en gebruiken van data, als ook de systemen die op basis van deze gegevens nieuwe kennis kunnen genereren door bijvoorbeeld patronen te herkennen. Dit domein betreft niet alleen data van de individuele patiënt, maar ook die van grote groepen.

- **Voorbeelden uit de fysiotherapiepraktijk**

Alle Nederlandse fysiotherapeuten werken met een digitaal elektronisch patiëntendossier (Vader et al. 2017). Vragenlijsten kunnen bij de meeste elektronische patiëntendossiers digitaal verstuurd worden, waarna de resultaten rechtstreeks in het dossier terechtkomen. Net als bij andere zorgprofessionals in de eerste lijn, wordt er binnen de fysiotherapie (nog) niet gewerkt met een algemeen geldend (en voor de patiënt inzichtelijk) elektronisch patiëntendossier. Ondanks de grote voordelen op het gebied van bijvoorbeeld interprofessionele samenwerking, staan onder andere de veiligheid van de privacygevoelige gegevens, het koppelen van verschillende systemen en de compleetheid en kwaliteit van de data de implementatie in de weg (Meeks et al. 2014). Nieuwe initiatieven draaien de rollen om en beogen dat de patiënt eigenaar is van zijn eigen data en zelf bepaalt welke data er worden gedeeld en met wie. Of de fysiotherapeut deze data kan gebruiken om de behandeling te personaliseren hangt af van de kwaliteit, de compleetheid en de manier waarop de data gepresenteerd wordt. De verwachtingen rondom big data-analyses zijn groot als het gaat om het kunnen voorspellen of voorkomen van aandoeningen, evenals het personaliseren van de zorg (Raghupathi en Raghupathi 2014), maar praktische fysiotherapeutische toepassingen zijn er op dit moment nog niet.

- **Meerwaarde voor de patiënt**

De meerwaarde van het domein 'Data-ondersteund bewegend functioneren' is dat de patiënt zelfbewuster kan worden door het monitoren van eigen gezondheidsdata en het ontvangen van automatisch gegenereerde gepersonaliseerde feedback. Ook kan zelfmonitoring bijdragen aan het stellen en bereiken van persoonlijke gezondheidsdoelen. Het delen van gezondheidsdata met de fysiotherapeut, of tussen de fysiotherapeut en andere zorgprofessionals, maakt dat de fysiotherapeut beter geïnformeerd is. Verzamelde gegevens over de voortgang van de patiënt kunnen door de fysiotherapeut worden gebruikt om de behandeling te personaliseren.

4.5 Toepasbaarheid voor de praktijk

Dit hoofdstuk heeft aan de hand van casuïstiek een aantal uitdagingen en digitale oplossingen uit de dagelijkse fysiotherapiepraktijk besproken. Cijfers over het gebruik hebben laten zien dat slechts een deel van de fysiotherapeuten gebruikmaakt van digitale toepassingen – een beeld dat overeenkomt met andere zorgprofessionals. Veelvoorkomende belemmeringen zijn onwetendheid over de digitale mogelijkheden, onzekerheid over de veiligheid, effectiviteit, financiering en het gegeven dat niet iedere patiënt geschikt is voor de beschikbare digitale toepassingen (Vader et al. 2017; Nivel/Nictiz 2017).

Bij het inzetten van digitale toepassingen moet de fysiotherapeut kritisch beoordelen of de toepassing iets toevoegt aan het behandeltraject. Daarnaast dient de patiënt onder andere over de juiste digitale vaardigheden en -middelen te beschikken, en is het belangrijk om na te gaan of de patiënt in staat is om de informatie of opdrachten in de digitale toepassing te begrijpen en te interpreteren (Kloek et al. 2019).

Gezien de snelheid waarmee digitale innovaties elkaar opvolgen is het de uitdaging voor fysiotherapeuten om op de hoogte te blijven van nieuwe mogelijkheden, deze op waarde in te schatten en ze te integreren in hun behandeling. Als fysiotherapeuten erin slagen de juiste digitale toepassing bij de juiste patiënt te integreren in de therapie, kan digitalisering binnen de fysiotherapie bijdragen aan gepersonaliseerde en efficiënte fysiotherapie op basis van beschikbare gezondheidsdata en voortgangsmonitoring. Patiënten zullen beter geïnformeerd zijn en worden door de inzet van digitale toepassingen gestimuleerd en gemotiveerd hun aandoening zelf te managen.

Geraadpleegde literatuur

De Vries, C., Hagenaars, L., Kiers, H., Schmit, M. (2014). *Beroepsprofiel Fysiotherapeut*. Koninklijk Nederlands Genootschap Fysiotherapie. Verkegen van ▶ http://www.fysiopraktijk.nl/wp-content/uploads/2018/12/BP_SF_2018.pdf.

Huber, M., Knottnerus, J. A., Green, L., Van der Horst, H., Jadad, A. R., Kromhout, D., et al. (2011). How should we define health? *BMJ, 26*(343). Verkregen van ▶ https://www.ncbi.nlm.nih.gov/pubmed/21791490. ▶ https://doi.org/10.1136/bmj.d4163.

Kloek, C. J. J., Bossen, D., Spreeuwenberg, P. M., Dekker, J., De Bakker, D. H., & Veenhof, C. (2018). Effectiveness of a blended physical therapist intervention in people with hip osteoarthritis, knee osteoarthritis, or both: A cluster-randomized controlled trial. *Physical Therapy*. ▶ https://doi.org/10.1093/ptj/pzy045

Kloek, C. J. J., Janssen, J., Veenhof, C. (2019). *The integration of digital applications within physiotherapeutic care: development of a Dutch checklist to assist physiotherapists in setting up a blended treatment* [submitted].

Lambert, T. E., Harvey, L. A., Avdalis, C., Chen, L. W., Jeyalingam, S., Pratt, C. A., et al. (2017). An app with remote support achieves better adherence to home exercise programs than paper handouts in people with musculoskeletal conditions: a randomised trial. *Journal of Physiotherapy, 63*(3), 161–167. Verkregen van ▶ https://www.ncbi.nlm.nih.gov/pubmed/28662834. ▶ https://doi.org/10.1016/j.jphys.2017.05.015.

Lohse, K., Shirzad, N., Verster, A., Hodges, N., Van der Loos, H., & Machiel, F. (2013). *Journal of Neurologic Physical Therapy, 37*(4),166–175.

Manor, B., Yu, W., Zhu, H., Harrison, R., Lo, O. Y., Lipsitz, L., et al. (2018). Smartphone app-based assessment of gait during normal and dual-task walking: Demonstration of validity and reliability. *JMIR mHealth and uHealth, 6*(1), e36. Verkregen van ▶ https://www.ncbi.nlm.nih.gov/pubmed/29382625. ▶ https://doi.org/10.2196/mhealth.8815.

Meeks, D. W., Takian, A., Sittig, D. F., Singh, H., & Barber, N. (2014). Exploring the sociotechnical intersection of patient safety and electronic health record implementation. *Journal of the American Medical Informatics Association, 21*(e1), e28–e34. ▶ https://doi.org/10.1136/amiajnl-2013-001762.

Raghupathi, W., & Raghupathi, V. (2014). Big data analytics in healthcare: Promise and potential. *Health Information Science and Systems, 7*(2), 3. ▶ https://doi.org/10.1186/2047-2501-2-3.

Shaw, T., McGregor, D., Brunner, M., Keep, M., Janssen, A., & Barnet, S. (2017). What is eHealth (6)? Development of a conceptual model for eHealth: Qualitative study with key informants. *Journal of Medical Internet Research, 19*(10), e324. ▶ https://doi.org/10.2196/jmir.8106.

Vader, M., Swinkels, I., & Veenhof, C. (2017). *eHealth in Dutch physiotherapy practices: A national survey. Masterthesis physiotherapy science, program in clinical health sciences, Utrecht university*. Internship Nivel and UMC Utrecht. [submitted] Verkrijgbaar via ▶ https://dspace.library.uu.nl/bitstream/handle/1874/354045/2017-08-13%20Masterthesis%20Michiel%20Vader%20%28definitief%29.docx?sequence=2&isAllowed=y.

Webb, T. L., Joseph, J., Yardley, L., & Michie, S. (2010). Using the internet to promote health behavior change: A systematic review and meta-analysis of the impact of theoretical basis, use of behavior change techniques, and mode of delivery on efficacy. *Journal of Medical Internet Research, 12*(1), e4. Verkregen van ▶ https://www.ncbi.nlm.nih.gov/pubmed/20164043. ▶ https://doi.org/10.2196/jmir.1376.

Wouters, M., Swinkels, I., Sinnige, J., Jong, J. de, Brabers, A., Van Lettow, B., et al. (2017). *Kies Bewust voor eHealth. eHealth-monitor* (ISBN 978-90-820304-9-5). Den Haag/Utrecht: Nictiz/Nivel.

De maakbaarheid van de digitale dokter – een rol voor onderwijs?

Rianne van der Kleij, Eline Meijer en Niels Chavannes

5.1 Inleiding – 34

5.2 E-Health voor iedereen? – 34

5.3 De implementatie van e-Health op de werkvloer – 35

5.4 E-Health in het onderwijs – 36

5.5 Onderwijs als infrastructuur om e-Health in de zorg te verankeren – 37

5.6 Conclusie – 37

Geraadpleegde literatuur – 38

© Bohn Stafleu van Loghum is een imprint van Springer Media B.V., onderdeel van Springer Nature 2019
F. Kreier en I. Verberk-Jonkers (Red.), *De dokter en digitalisering*,
https://doi.org/10.1007/978-90-368-2161-2_5

5.1 Inleiding

Steeds meer publieke en private partijen onderstrepen het belang van e-Health in de zorg. Door e-Health beoogt men de kwaliteit en toegankelijkheid van zorg te verbeteren en patiënten eigenaarschap te laten ervaren over de eigen gezondheid. Dit hoofdstuk verkent verschillende mogelijkheden om zorgprofessionals op een gedegen manier te begeleiden in het gebruik van e-Health. Onder andere de behoefte aan een gezamenlijk e-Health-mandaat vanuit overheid, praktijk, onderwijs en de wetenschap wordt besproken. De zogeheten 'Living Labs', waar het ontwerp en de implementatie van e-Health wordt gefaciliteerd, bieden mogelijkheden tot een dergelijk mandaat. In deze labs ligt de focus niet alleen op de ontwikkeling en evaluatie van e-Health, maar ook op het integreren van e-Health in het medisch onderwijs en de implementatie van e-Health op de werkvloer. Door al deze facetten te beschouwen, beogen we zorgverleners met vertrouwen te laten opereren in het steeds verder digitaliserende werkveld.

Casus

De 50-jarige meneer Valk komt langs op de polikliniek endocrinologie. Vorig jaar is bij hem diabetes mellitus type 2 vastgesteld. Hij heeft moeite om zijn glucosewaarden onder controle te krijgen, en gaat daarom deelnemen aan het project 'Glucozicht'. Dit project heeft als doel de zelfmanagementvaardigheden van patiënten te vergroten en het zorgverleningsproces te optimaliseren. Zo kunnen de glucosemetingen van de patiënt online worden opgeslagen en realtime worden gedeeld met de behandelend arts. De patiënt kan zijn arts ook digitaal berichten sturen, als hij bijvoorbeeld een vraag heeft over een gemeten waarde of medicatiegebruik. Ook is het mogelijk om via het patiëntenplatform een digitaal consult te voeren.

5.2 E-Health voor iedereen?

Het ministerie van Volksgezondheid, Welzijn en Sport (VWS) heeft ambitieuze doelen gesteld op het gebied van e-Health. Zo moet in 2019 ten minste 80 % van de patiënten met een chronische ziekte digitaal toegang hebben tot zijn eigen dossier. Daarnaast moet 75 % van de chronisch zieken thuis metingen kunnen doen en de resultaten daarvan online kunnen delen met zijn arts of andere zorgaanbieder (Schippers en Van Rijn 2015). Ook andere brancheorganisaties (NHG 2018; NVZ 2016) en vakbladen (Spe 2014) onderstrepen het toenemende belang van de integratie van e-Health in de zorg. Onderzoek naar de inzet van e-Health laat echter wisselende resultaten zien; soms lijkt e-Health het welzijn van patiënten positief te beïnvloeden (Elbert et al. 2014), maar in enkele gevallen zijn ook (onbedoelde) nadelige gevolgen voor de patiënt gerapporteerd (Ossebaard et al. 2013). Er zijn echter wel sterke aanwijzingen dat e-Health de arts in staat stelt om meer zorg op maat te bieden, patiëntparticipatie en empowerment verhoogt en bovendien de zorgkosten reduceert (Brandt et al. 2018; Krijgsman et al. 2016;

Macdonald 2018). Maar wat betekent dit voor de opleiding van de arts van de toekomst? Moeten we onze zorgprofessionals voorbereiden op de toenemende digitalisering van de zorg? En zo ja, hoe dan?

Casus

Dokter Smit is internist-endocrinoloog in opleiding en de behandelend arts van meneer Valk. Hij doet mee aan het Glucozicht-project, maar heeft grote twijfels over het gebruik van e-Health. Dokter Smit: 'Het voelt als de zoveelste hype in gezondheidsland … het gaat mij vast weer veel tijd kosten. Ik ben ook gewoon niet zo handig met ICT, en vind het veel belangrijker dat ik mijn patiënten zie, in de spreekkamer.' Ook de patiënt, meneer Valk, voelt zich onzeker over zijn deelname aan Glucozicht. Meneer Valk: 'Hoe installeer ik dan precies het platform? En mijn gegevens, worden die wel veilig opgeslagen? Sinds het incident met Facebook ben ik erg bang dat mijn computer niet meer veilig is! Straks liggen mijn metingen op straat, en komt mijn baas er achter dat mijn suikerwaardes niet goed zijn. Dan word ik misschien wel ontslagen!'

5.3 De implementatie van e-Health op de werkvloer

De vraag of e-Health moet worden geïntegreerd in medische curricula is onlosmakelijk verbonden met de vraag of het gebruik van e-Health moeten worden beschouwd als een kerncompetentie van de arts. Ondanks de groeiende belangstelling voor, agendering van en investering in e-Health komt de implementatie in de praktijk nog maar mondjesmaat tot stand. Een meerderheid van de artsen geeft aan dat zij nog onvoldoende toegerust zijn om e-Health te gebruiken in hun zorgverlening (Wouters et al. 2017). Uit de eHealth-monitor van Nictiz (Wouters et al. 2017) blijkt tevens dat er onder artsen nog veel onduidelijkheid heerst over de mogelijkheden en reikwijdte van e-Health. Veel artsen weten niet dat e-Health een significante bijdrage kan leveren aan het vervullen van de wens van patiënten om zelf mee te beslissen over de medische behandeling (De Rosis en Barsanti 2016). Een frappante bevinding is verder dat de meeste artsen weinig gebruikmaken van e-Health tijdens de beroepsuitoefening, maar e-Health wel gebruiken om de eigen gezondheid te verbeteren (Brandt et al. 2018). Mogelijk geeft dit aan dat artsen wel de waarde zien van e-Health, maar barrières ondervinden in het integreren van e-Health in hun patiëntenzorg.

Casus

Dokter Smit: 'Mijn opleiders hebben eigenlijk geen kaas gegeten van alle digitalisering in de zorg. Ze besteden zaken als e-Health het liefst uit aan hun jongere assistenten. De ene assistent kan er wel mee overweg, de andere niet. Eigenlijk is het allemaal eigen initiatief… Hierin dus geen 'see one, do one, teach one'.

5.4 E-Health in het onderwijs

Het integreren van e-Health in medische curricula blijkt een van de belangrijkste manieren om goed gebruik van e-Health door artsen te stimuleren (Ross et al. 2016). Gedegen onderwijs zou twijfels en onzekerheden met betrekking tot gebruik weg kunnen nemen. Eveneens kan dergelijk onderwijs het debat over de voor- en nadelen van e-Health opstarten, zodat artsen een geïnformeerd besluit kunnen nemen over de inzet van e-Health binnen hun zorgverlening. Binnen het huidige raamplan voor de studie geneeskunde, waarin de competenties voor de opleiding tot arts worden beschreven (NFU 2009), komt het woord 'e-Health' echter niet voor. Er wordt wel gesteld dat een arts 'doelgericht en doeltreffend gebruik moet kunnen maken van informatietechnologie', maar hierbij worden alleen het gebruik van geautomatiseerde apparatuur, het bijhouden van de patiëntadministratie en het beveiligen van patiëntgegevens benoemd. Opleidingen mogen wel zelf invulling en verdieping geven aan de competenties genoemd in het raamplan. Zo is het UMCG recent gestart met zogenoemde *learning communities* waarin meer aandacht is voor duurzame, innovatieve zorgverlening (Jacobs 2014). Ook is binnen het LUMC een e-learning ontwikkeld om de kwaliteit van apps te beoordelen. Op deze manier worden artsen gestimuleerd om e-Health-toepassingen kritisch te beoordelen en zo beter te kunnen inzetten in hun dagelijkse praktijk.

Daarnaast is recentelijk de executive master Health Informatics van het AMC UvA geaccrediteerd (UvA 2018). Deze opleiding biedt zorgverleners de mogelijkheid hun kennis en vaardigheden omtrent ICT en e-Health te verbeteren en het geleerde op de werkvloer te implementeren. Hierbij rijst echter de vraag of we e-Health als specialistische vaardigheid willen aanbieden binnen het onderwijs. Is het niet juist belangrijker om competenties als e-Health-gebruik te doorvlechten in de reguliere medische curricula? Onder artsen in spe lijkt er draagvlak te zijn voor de integratie van e-Health in het curriculum. Uit een enquête van *De Geneeskunde Student* blijkt dat 55 % van de studenten vindt dat er in het onderwijs meer aandacht zou moeten zijn voor technologische applicaties in de zorg (Bontje 2017). Ook een recent uitgevoerde studie in Zurich naar het toevoegen van een module 'klinische telemedicine & e-Health' aan het medisch curriculum liet zien dat de studenten het onderwijs positief waardeerden; 93 % van de studenten gaf na het volgen van de module aan dat zij e-Health gaan inzetten in hun beroep als arts (Brockes et al. 2017).

Casus

Nadat dokter Smit bij zijn afdelingshoofd heeft aangekaart dat hij weinig vertrouwen heeft in Glucozicht, komt de bedenker van het Glucozicht-project op zijn afdeling een training geven. In deze training wordt het gebruik van Glucozicht toegelicht, maar wordt ook 'hands-on' geoefend met het patiëntenplatform. Dokter Smit: 'Toen ik ermee aan de slag ging merkte ik dat het platform een handige tool kan zijn om de patiënt meer zicht te geven op zijn gezondheid en gedrag. Ik zal het nog steeds niet voor alle patiënten gebruiken, maar ik zie nu wel de meerwaarde van de inzet van blended care.'

5.5 Onderwijs als infrastructuur om e-Health in de zorg te verankeren

Kwalitatief goed onderwijs zou artsen dus in staat kunnen stellen een geïnformeerd besluit te nemen over het gebruik van e-Health-toepassingen. Australisch onderzoek gaat nog een stapje verder: zij zien onderwijs als dé te kiezen infrastructuur om de inzet van e-Health te verankeren in de zorg (Hilberts en Gray 2014). Onderwijs kan volgens hen een kruiwagen vormen om het concept e-Health te verhelderen, (zorg)professionals te ondersteunen en zo het gebruik en nut van e-Health vanuit de praktijk te laten doorwerken in de beleidsvorming van zorgverzekeraars en overheid. Op deze manier wordt zowel vanuit de praktijk (bottom-up) als vanaf strategisch niveau (top-down) de inzet van e-Health gestimuleerd.

5.6 Conclusie

Om de implementatie en gerichte inzet van e-Health te faciliteren is er behoefte aan meer samenwerking tussen overheid, praktijk, onderwijs en wetenschap. Als er vanuit deze pijlers een gemeenschappelijk mandaat wordt gevormd, zou e-Health als thema gemakkelijker kunnen worden geïntegreerd in de medische curricula. In de huidige situatie zijn de zogeheten 'Living Labs', waar de adoptie en implementatie van e-Health-innovaties wordt gestimuleerd, nog niet gericht op de pijler 'onderwijs' (Swinkels et al. 2018). Door deze schakel te includeren, kan de verankering van e-Health in het onderwijs worden bevorderd en zo de implementatie van e-Health op de werkvloer geoptimaliseerd. In 2017 is het Nationaal eHealth Living Lab (NeLL) in Leiden opgericht (NeLL 2018). NeLL verbindt patiënten, consumenten, (zorg)professionals, wetenschappers en andere stakeholders om samen de beste e-Health-oplossingen te kunnen ontwikkelen door het delen van kennis, contacten en ervaringen. Ook onderwijs heeft binnen het NeLL een prominente plek, en er wordt intensief samengewerkt met onderwijsinstellingen en beroepsverenigingen. Alleen door e-Health te integreren in de verschillende soorten onderwijs bestemd voor de medische professional ontstaat een goede uitgangspositie voor de arts van nu én die van de toekomst om met vertrouwen in het digitaliserende werkveld te opereren.

Casus

Dokter Smit is enthousiast geworden over het Glucozicht-project en wil nu graag voor zijn patiënten met primaire hyperthyreoïdie een platform gaan ontwerpen. Hij klopt daarom aan bij het Nationaal eHealth Living Lab (NeLL). Daar kan hij samen met collega's, patiënten en zorgverzekeraars een platform ontwikkelen. Dokter Smit: 'Het NeLL biedt mij de mogelijkheid om te cocreëren. Ik ontwerp nu samen met mijn patiënten het platform, en ontwikkel samen met collega's een training om het platform te introduceren op de werkvloer. En mogelijk wordt het zelfs een verzekerbaar product, omdat ik nu al tijdens de ontwikkeling in contact ben met de zorgverzekeraar.'

Geraadpleegde literatuur

Bontje, W. (2017). *2017: zorg van de toekomst*. Verkregen van ▶ https://www.degeneeskundestudent.nl/f/files/download/documenten/onderzoeksrapport-zorg-van-de-toekomst-2017.pdf.

Brandt, C. J., Sogaard, G. I., Clemensen, J., Sndergaard, J., & Nielsen, J. B. (2018). General practitioners' perspective on eHealth and lifestyle change: Qualitative interview study. *JMIR mHealth and uHealth, 6*(4), e88. ▶ https://doi.org/10.2196/mhealth.8988.

Brockes, C., Grischott, T., Dutkiewicz, M., & Schmidt-Weitmann, S. (2017). Evaluation of the education "clinical telemedicine/e-health" in the curriculum of medical students at the university of Zurich. *Telemedicine Journal and e-health, 23*(11), 899–904. ▶ https://doi.org/10.1089/tmj.2017.0011.

De Rosis, S., & Barsanti, S. (2016). Patient satisfaction, e-health and the evolution of the patient-general practitioner relationship: Evidence from an Italian survey. *Health Policy, 120*(11), 1279–1292. ▶ https://doi.org/10.1016/j.healthpol.2016.09.012.

Elbert, N. J., Van Os-Medendorp, H., Van Renselaar, W., Ekeland, A. G., Hakkaart-van Roijen, L., Raat, H., et al. (2014). Effectiveness and cost-effectiveness of ehealth interventions in somatic diseases: A systematic review of systematic reviews and meta-analyses. *Journal of Medical Internet Research, 16*(4). ▶ https://doi.org/10.2196/jmir.2790.

Hilberts, S., & Gray, K. (2014). Education as ehealth infrastructure: Considerations in advancing a national agenda for ehealth. *Advances in Health Sciences Education, 19*(1), 115–127. ▶ https://doi.org/10.1007/s10459-013-9442-z.

Jacobs, F. (2014). *Wie leidt de arts van 2020 op?* Verkregen van ▶ https://www.smarthealth.nl/trendition/2014/09/25/medische-curricula-umc-arts-opleiding/.

Krijgsman, J., Swinkels, I., Van Lettow, B., De Jong, J., Out, K., & Friele, R. (2016). *More than technique: ehealth-monitor 2016*. Den Haag/Utrecht: Nictiz/Nivel.

Macdonald, G. G. (2018). eHealth technologies, multimorbidity, and the office visit: Qualitative interview study on the perspectives of physicians and nurses. *Journal of Medical Internet Research, 20*(1). ▶ https://doi.org/10.2196/jmir.8983.

NeLL (2018). *Het Nationaal eHealth Living Lab (NeLL)*. Verkregen van ▶ https://nell.eu/nell-team/.

NFU (2009). *Raamplan Artsopleiding 2009*. Verkregen van ▶ http://www.nfu.nl/img/pdf/Raamplan_Artsopleiding_2009.pdf.

NHG (2018). *NHG-standpunt: e-health voor huisarts en patiënt*. Verkregen van ▶ https://www.nhg.org/nhg-e-health.

NVZ (2016). *Zorg voor 2020*. Verkregen van ▶ http://www.zorgvoor2020.nl/Content/Downloads/Totaal/NVZ-Zorg-voor-2020-Strategie-document.pdf.

Ossebaard, H. C., De Bruijn, A., Van Gemert-Pijnen, J. E., & Geertsma, R. (2013). *Risks related to the use of eHealth technologies: An exploratory study*. Bilthoven: RIVM.

Ross, J., Stevenson, F., Lau, R., & Murray, E. (2016). Factors that influence the implementation of e-health: A systematic review of systematic reviews (an update). *Implementation Science, 11*(1), 146. ▶ https://doi.org/10.1186/s13012-016-0510-7.

Schippers, E., & Van Rijn, M. J. (2015). Voortgangsrapportage eHealth en zorgverbetering. Verkregen van ▶ https://www.rijksoverheid.nl/onderwerpen/e-health/documenten/kamerstukken/2015/10/08/kamerbrief-voortgangsrapportage-ehealth-en-zorgverbetering.

Spe, A. i. (2014). *Heb je al e-health in je dokterstas?* Verkregen van ▶ https://www.medischcontact.nl/arts-in-spe/nieuws/ais-artikel/heb-jij-al-e-health-in-je-dokterstas.htm.

Swinkels, I. C. S., Huygens, M. W. J., Schoenmakers, T. M., Oude Nijeweme-D'Hollosy, W., Van Velsen, L., Vermeulen, J., et al. (2018). Lessons learned from a living lab on the broad adoption of ehealth in primary health care. *Journal of Medical Internet Research, 20*(3), e83. ▶ https://doi.org/10.2196/jmir.9110.

UvA (2018). *Executive master health informatics*. Verkregen van ▶ http://www.uva.nl/programmas/executive-masters/health-informatics/health-informatics.html.

Wouters, M., Swinkels, I., Sinnige, J., De Jong, J., Brabers, A., Van Lettow, B., et al. (2017). *Kies bewust voor eHealth: eHealth-monitor 2017*. Verkregen van ▶ www.nivel.nl/pdf/Nictiz_eHealth_monitor_2017.pdf.

Deel II Patiënt in digitaal perspectief

Hoofdstuk 6　Digitalisering kan voor de patiënt niet snel genoeg gaan – 41
Dianda Veldman

Hoofdstuk 7　Lotgenotencontact in de digitale wereld – 47
Tineke Markus-de Kwaadsteniet

Digitalisering kan voor de patiënt niet snel genoeg gaan

Dianda Veldman

6.1 De patiënt als ambassadeur – 42

6.2 De koplopers in de digitalisering – 42

6.3 Niet alles wordt goed benut – 43

6.4 Blijf alert – 44

6.5 Digitalisering vergroot kwaliteit van leven – 44

6.6 Is het wel veilig? – 45

6.7 Conclusie – 45

© Bohn Stafleu van Loghum is een imprint van Springer Media B.V., onderdeel van Springer Nature 2019
F. Kreier en I. Verberk-Jonkers (Red.), *De dokter en digitalisering*,
https://doi.org/10.1007/978-90-368-2161-2_6

6.1 De patiënt als ambassadeur

Een betere ambassadeur dan Ger van Gisteren kan het Zuyderlandziekenhuis in Sittard-Geleen zich niet wensen. Ger vertelt vol enthousiasme hoe het programma MijnIBDcoach zijn leven als patiënt heeft veranderd. Ten goede welteverstaan. MijnIBDcoach is een app op de smartphone van Ger. Hij kan hem wereldwijd gebruiken.

Casus

Ger: 'De coach is een hulpmiddel voor communicatie met het ziekenhuis. Alles gaat sneller en effectiever. In het programma staan mijn medische gegevens en het verloop van mijn ziekte. Ik kan à la minute een verpleegkundige of arts een vraag stellen. De verpleegkundige kijkt ernaar en ik krijg per ommegaande een reactie. Stel ik voel me ziek, of ben op vakantie mijn medicijnen vergeten. Dan kan ik gewoon even appen en dan geeft het ziekenhuis aan wat er moet gebeuren of waar ik terecht kan voor mijn medicijnen. Ik hoef dus niets meer zelf uit te zoeken.'

Ger gebruikt de app sinds 2014. Hij was een van de eerste patiënten die dit programma ging gebruiken. Inmiddels is het project zo succesvol dat het ziekenhuis capaciteit moet uitbreiden om alle gebruikers van dienst te kunnen zijn. Dankzij het programma is Gers kwaliteit van leven met stukken omhooggegaan. En dat is fijn voor Ger, want hij is hartpatiënt, heeft last met zijn darmen en COPD. Dankzij de coach is het bezoek aan het ziekenhuis flink verminderd. Ger gebruikt de app om de ontstekingswaarden in zijn darmen in de gaten te houden. Ook die meting doet hij thuis. 'Ik moet dat één keer per maand meten. De waarden gaan via de app en de smartphone naar het ziekenhuis en de uitslag komt direct binnen bij de IBD (inflammatory disease disorder)-verpleegkundige en de arts.' Als de waarden te hoog zijn, wordt Ger direct gevraagd naar het ziekenhuis te komen.

6.2 De koplopers in de digitalisering

Mensen als Ger zijn de koplopers in de digitalisering van de patiëntenzorg. Zij zijn de pioniers die anderen de weg wijzen. En die tegen tal van zaken aanlopen die ze niet verwachten. Zoals weigerachtige ziekenhuizen of doktors die de digitalisering buiten de deur willen houden. Want welke koploper je ook spreekt, uiteindelijk komt het gesprek altijd terug op de moeizame invoering van al die voor de patiënt zo handige nieuwigheden.

Neem het verhaal van Marloes Oosterom. Ze heeft reuma en gebruikt een door haar ziekenhuis ontwikkelde app om de pijn in kaart te brengen.

> **Casus**
>
> 'Ik kan aangeven hoe ik me voel, mijn medicatie bijhouden en er staan oefeningen op voor benen, handen, armen, rug en vingers om de pijn te verminderen en de stijfheid tegen te gaan.' Marloes houdt alles nauwgezet bij in de app. 'Maar als ik bij de dokter kom, haal ik hem niet eens meer tevoorschijn. Er wordt toch niets mee gedaan…'
> Toch zegt ze: 'Het zou goed zijn als die apps kunnen communiceren met ziekenhuis en huisarts. Bij sommige ziekenhuizen kun je zo een e-consult aanvragen. Bij mijn ziekenhuis kan dat niet. Ze willen het niet. Vinden het misschien te veel geregel.' Dat is niet meer van deze tijd, vindt ze: 'Je gaat ook niet meer naar de bank! Als er nu iets is met mijn gezondheid dan moet ik vrij nemen om naar de dokter te gaan. Maar zo'n bezoek aan het ziekenhuis neemt al gauw twee uur in beslag. Een gewone controle moet toch kunnen via de app?'

6.3   Niet alles wordt goed benut

Tim Kroesbergen herkent dat beeld. Hij is patiënt en adviseur op het gebied van digitale zorg. Dat doet hij – net als Marloes – vanuit de stichting IKONE. Hij bespeurt nog te vaak een afwachtende houding bij artsen.

> **Casus**
>
> Tim: 'Er kan veel, maar dat wil niet zeggen dat het allemaal goed wordt benut. Patiënten weten vaak niet wat er bestaat en dokters zitten soms nog te veel vast aan hun oude manier van werken. Er zijn ook dokters die wel goed bezig zijn, maar er moet nog veel gebeuren.'

Die omslag kan er komen als patiënten aan hun dokters laten zien wat digitale zorg voor hen betekent. Hoeveel de kwaliteit van leven toeneemt als ze niet meer voor elk wissewasje naar het ziekenhuis hoeven. En als de artsen zien dat thuis meten heel goed kan. Dat niet alles per se in het ziekenhuis moet.

Al denken patiënten daar toch weer verschillend over. Neem Dayenne Zwaagman. Zij heeft een aangeboren hartaandoening en gebruikt een app die ze raadpleegt als ze een ritmestoornis voelt.

> **Casus**
>
> Dayenne: 'Dan leg ik mijn twee vingers erop en dan is er binnen 30 seconden een ECG. Die kan ik dan naar mijn zorgverlener sturen. Ik ben blij met de app. Het is perfect dat die er is, want het heeft mijn leven iets minder angstig gemaakt. Maar als je me vraagt wat er nog beter kan, dan zeg ik: laten we ervoor zorgen dat de apparatuur die je gebruikt om op afstand van het ziekenhuis te meten van zodanige kwaliteit is dat je echt kunt vertrouwen op de metingen.'

6.4 Blijf alert

Dayenne heeft gemerkt dat telemonitoring nooit zo efficiënt is als de apparatuur in het ziekenhuis: 'Het strookje zegt soms het één, terwijl je lijf het andere zegt.' Je moet wel zelf alert blijven, is haar boodschap.

Daar kan Ger zich helemaal in vinden. Hij vertelt over zijn ervaring in het ziekenhuis: 'Soms bijten de voorgestelde behandelingen of medicijnen elkaar. Ik heb bijvoorbeeld een internist en een longarts. Van de internist kreeg ik elke zes weken een eiwitinfuus in de darm. Op een gegeven moment had ik zes behandelingen gehad, maar het sloeg niet aan. Toen wilde de internist een zwaarder infuus geven. Dat heb ik geweigerd, want medicijnen voor de darmen werken vaak averechts voor de longen. Uiteindelijk heb ik nog een paar keer het oude infuus gekregen en dus niet de zwaardere dosis. Je moet als patiënt altijd voor je zelf blijven opkomen.'

6.5 Digitalisering vergroot kwaliteit van leven

Ondanks de beschreven kanttekeningen zijn patiënten die gebruikmaken van digitale zorg zonder uitzondering tevreden over wat er kan. En over de toegenomen kwaliteit van leven als gevolg van de digitalisering.

> **Casus**
>
> 'Ik heb mijn leven weer op de rit', zegt Marga Bot. Zij volgt een Sanacoachingprogramma in verband met haar COPD. Het programma werkt met vragenlijsten op internet waarop Marga kan aangeven hoe ze zich voelt. De gespecialiseerde verpleegkundige bekijkt de lijst en geeft aan wat er moet gebeuren. Marga: 'Het geeft me zoveel kwaliteit van leven terug. Ik voel me gewoon stukken beter. Verleden jaar heb ik twee keer in het ziekenhuis gelegen omdat ik te lang wachtte met aangeven dat ik me niet goed voelde. Dat kan nu niet meer gebeuren omdat ik die lijst moet invullen. Voor mij is er een nieuwe wereld opengegaan. Ik heb gewoon het gevoel dat ik op afstand in de gaten word gehouden. Ze nemen me heel serieus. En dat allemaal dankzij dat programma dat ik via internet volg.'

Kwaliteit van leven is de rode draad bij alle patiënten die gebruikmaken van digitale zorg. Gewoon meer zaken thuis doen en minder vaak naar het ziekenhuis. Voor Tim is het zaak dat patiënten aan hun dokters laten zien wat de digitalisering voor meerwaarde heeft. Laat zien wat het betekent voor de kwaliteit van leven van de patiënt. En laat zien dat het ook voor de dokter voordelen heeft: 'Als je een videoconsult kunt houden, hoef je minder patiënten naar het ziekenhuis te laten komen.'

> **Casus**
>
> Tim meet ook zelf en houdt zelf zijn waarden bij. 'Ik kan die data niet met de dokter communiceren, maar ik kan wel zien hoe het met mij gaat en daar mijn dagplanning op afstemmen. Mijn apparaat meet mijn waarden en stuurt ze naar mijn telefoon. Daar kan ik de gegevens uitlezen. Dat vergroot mijn kwaliteit van leven.'

De komst van steeds meer apps en andere digitale mogelijkheden brengt ook de vraag mee wie dat allemaal gaat betalen. Sommige zaken die Tim gebruikt, worden al vergoed door zijn zorgverzekeraar. Dat lijkt ook logisch. Als de patiënt minder vaak naar het ziekenhuis hoeft omdat hij veel thuis kan doen, dalen de zorgkosten en dan verdient een dergelijk apparaat zich snel terug.

6.6 Is het wel veilig?

En dan is er nog de vraag van de privacy. Is het allemaal wel veilig? Als al die programma's uiteindelijk met elkaar gaan communiceren, zijn je medische gegevens dan niet vogelvrij? Tim ziet het probleem, maar zegt: 'Als je privacy hebt aan de ene kant en mijn gezondheid aan de andere kant, dan ben ik wel bereid een beetje van mijn privacy in te leveren in ruil voor een goede gezondheid.'

Het lijkt er nu nog te vaak op of er gekozen moet worden tussen betere kwaliteit van leven of privacy. Het goede nieuws is dat het een het ander niet uitsluit. Je kunt kiezen voor goede gezondheid en ook een veilige manier van communiceren hebben. Daarom werken tal van partijen aan eisen en standaarden waaraan persoonlijke gezondheidsomgevingen moeten voldoen om een veilige en betrouwbare manier van uitwisseling te garanderen. En als die belangrijke stap is gezet, kunnen de koplopers plaats maken voor de massa.

6.7 Conclusie

Patiënten hebben duidelijk baat bij digitale zorg: zelf meten is zelf weten. Digitale zorg vergroot de kwaliteit van leven, want patiënten zijn minder lang bezig met ziek zijn en ziekenhuisbezoek. Maar digitalisering in de zorg vraagt ook om inzet van dokters. Zij laten het nog wel eens afweten, blijkt uit de ervaringen van patiënten. Het zou goed zijn als patiënt en arts samen bespreken welke digitale mogelijkheden er zijn en hoe ze al of niet van nut kunnen zijn bij het behandelproces.

Lotgenotencontact in de digitale wereld

Tineke Markus-de Kwaadsteniet

7.1 Inleiding – 48

7.2 Lotgenotencontact, wat is dat eigenlijk? – 48

7.3 Hoe kom je in contact met anderen? – 48

7.4 Welke vormen van digitaal lotgenotencontact zijn er? – 49

7.5 Wat is het effect van digitaal lotgenotencontact? – 52

7.6 Tot slot – 53

Geraadpleegde literatuur – 54

© Bohn Stafleu van Loghum is een imprint van Springer Media B.V., onderdeel van Springer Nature 2019
F. Kreier en I. Verberk-Jonkers (Red.), *De dokter en digitalisering*,
https://doi.org/10.1007/978-90-368-2161-2_7

7.1 Inleiding

Lotgenotencontact is een belangrijk onderdeel in het leven van mensen met een aandoening. Of het nu gaat om een chronische aandoening, een korte of lange periode van ziekzijn, maar ook bij het gebruik van medicijnen is het fijn om ervaringen van anderen te horen. Dat dit steeds meer digitaal plaatsvindt is niet zo vreemd; via onze smartphone kunnen we makkelijk en snel andere mensen bereiken. In dit hoofdstuk bespreek ik een aantal facetten van digitaal lotgenotencontact en laat daarbij een aantal voorbeelden zien.

» De laatste tijd heb ik regelmatig ontstekingsklachten aan mijn ogen en ook veel last van mijn SI-gewricht. Mijn darmen zijn rustig. Herkennen jullie dit?
Op een dergelijke vraag in een besloten groep op Facebook komen wel 74 reacties, reacties van lotgenoten die het herkennen, maar ook tips geven, meeleven en sterkte wensen.

Zomaar een voorbeeld van digitaal lotgenotencontact.

7.2 Lotgenotencontact, wat is dat eigenlijk?

Lotgenotencontact is te omschrijven als – al dan niet georganiseerd – onderling contact tussen mensen met een vergelijkbare aandoening, hun familieleden en/of partners, ouderen, gehandicapten, mantelzorgers en ook nabestaanden.

Lotgenoten, het is een woord dat veel herkenning oproept, maar soms ook weerstand. Soms wordt het beschouwd als een onschuldig of onbetekenend contact. En zorgverzekeraars en zorgverleners zijn soms sceptisch over de positieve invloed ervan, mede omdat er niet veel wetenschappelijk onderzoek naar is gedaan. Voor lotgenoten ligt dit anders. Het samen delen van ervaringen, erkennen en herkennen geeft steun. Van ouder tot ouder over bijvoorbeeld de opvoeding van de kind(eren); van mens tot mens over een zelfde probleem, ziekte of ervaring. Zou je het woord 'lotgenoot' vervangen door 'zelfmanagement', dan klinkt dit ineens heel anders, en voor zorgverleners wellicht aantrekkelijker, duidelijker. Echter, bij patiënten hebben we het over mensen die elkaars lotgenoot zijn in een bepaald facet van hun leven en wat zij voor elkaar kunnen betekenen, ook digitaal.

7.3 Hoe kom je in contact met anderen?

Het wereldwijde web is een prachtig instrument om zelf naar informatie te zoeken, maar soms is het fijn om door een ervaringsdeskundige hierbij geholpen te worden. En vooral in contact te komen. Artsen zijn veelal op de hoogte van de patiëntenorganisaties die zich met bepaalde ziektebeelden bezighouden en verwijzen er vaak naar.

Op bijeenkomsten van patiëntenorganisaties zijn dikwijls vrijwilligers aanwezig die patiënten wegwijs maken op het internet. Natuurlijk is ook via telefonisch contact snel een verbinding gelegd met de verschillende organisaties.

7.4 Welke vormen van digitaal lotgenotencontact zijn er?

Er is tegenwoordig geen ziektebeeld waarbij geen digitaal lotgenotencontact bestaat. Iedere patiëntenorganisatie organiseert één of meer vormen van lotgenotencontact. Lotgenotencontact is een van de hoofdtaken van een patiëntenorganisatie, met als doel dat de patiënt meer grip krijgt op zijn situatie, zelfvertrouwen op het gebied van zijn aandoening ontwikkelt, wordt ondersteund in het proces van ziek zijn en de gevolgen daarvan. Lotgenotencontact is laagdrempelig en zeker bij digitale contacten ook redelijk anoniem. Je kunt je vraag stellen aan iedereen die tot de groep behoort en je hoeft, als je niet wilt, niet veel van jezelf prijs te geven. Soms gebruiken mensen een alias, zoals 'Viooltje' of 'Mouse', terwijl anderen het juist fijn vinden om wel hun eigen naam te gebruiken.

■ Facebookgroepen

Er zijn Facebookgroepen die beheerd worden door patiënten/lotgenoten zelf, door verenigingen, met behulp van professionals, of juist met ervaringsdeskundigen. Ze zijn er van openbaar tot besloten; met en zonder huisregels.

De Crohn en Colitis Ulcerosa Vereniging Nederland (CCUVN) heeft een openbare Facebookpagina én een besloten Facebookgroep. De openbare pagina is te vinden op ▶ www.facebook.com/CCUVN. Op Wereld-IBD-dag delen veel mensen op Twitter hun ervaringen met de hashtag #IBDuitgelicht. Dit een mooie manier om activiteiten op onder de aandacht te brengen. Daarnaast worden er geregeld oproepen gedaan om ervaringen te delen op de website van de vereniging (▶ www.crohn-colitis.nl/agenda/deel-bijzondere-momenten-met-je-kind/) en brengen wij blogs van onze leden onder de aandacht.

Op de besloten Facebookgroep zijn er huisregels om te zorgen dat de communicatie goed verloopt. Er zijn moderatoren die opletten of iedereen zich aan deze regels houdt, en beoordelen of mensen toegelaten kunnen worden. Deze Facebookgroep is voor patiënten onderling en niet voor commerciële partijen of artsen bedoeld. De groep heeft ook een signaleringsfunctie voor als er iets niet goed gaat in de zorg. Als bijvoorbeeld blijkt dat bepaalde medicatie tijdelijk niet beschikbaar is, is de besloten Facebookgroep het medium waar dit het eerst gemeld wordt door patiënten.

Voorbeelden van vragen die gesteld worden:

》 Omdat hier toch wel wat sporters zitten, hoop ik dat iemand hier de oplossing heeft voor mijn probleem. Google geeft mij jaar in jaar uit geen oplossing.

》 Heeft iemand al ervaring met verse kurkuma? Ik heb het al wat keren gezien in de supermarkt, maar durf het nog niet aan!

» Vorige week vrijdag had ik, op mijn verzoek een gesprek met mijn leidinggevende. Ik vertelde hem dat ik de organisatie maar vooral mezelf, in de eerste helft van dit jaar, voor de gek gehouden heb.

De reacties van de volgers van de groepen loopt erg uiteen. Dit is afhankelijk van de soort vraag of opmerking en de herkenning ervan.

Niet alles gaat over problemen! Neem bijvoorbeeld de Facebookpagina van het 'IBD, eet mee'-programma. Hier worden recepten uitgewisseld en ervaringen met diverse voedingsmiddelen.

Twitter

Twitter is een gratis internetdienst waarmee gebruikers korte berichtjes van maximaal 280 tekens publiceren. Het is een sociaalnetwerksite waarbij mensen op elkaar kunnen reageren en elkaar kunnen volgen.

Een campagne als '#IBDuitgelicht' op Twitter laat zien hoe mensen met een chronische ziekte hun leven ervaren en ook dat is voor veel mensen een steun in de rug (▶www.crohn-colitis.nl/nieuws/19-mei-wereld-ibd-dag-crohn-colitis-in-schijnwerpers/).

Twitter is een snel medium en een onderwerp kan ook weer vlot uit beeld verdwijnen als er ineens een bijzondere of schokkende gebeurtenis plaatsvindt. De CCUVN heeft een twitteraccount en plaatst dagelijks berichten, en volgt natuurlijk ook diverse twitteraars, zoals Erik Gerritsen van het ministerie van VWS (▶https://twitter.com/egerrit), MedMIJ (▶https://twitter.com/MedMij) en Biosimilars Nederland (▶https://twitter.com/biosimilarsNL).

YouTube

Naast geschreven teksten is er nog een bijzonder en niet te vergeten digitaal instrument: het YouTube-kanaal. Via dit kanaal kun je als patiënt veel gesproken informatie bekijken en beluisteren; vaak kun je het bericht met anderen delen of een reactie achterlaten.

De video's over hoe jongeren de transitie van kinderarts naar volwassenafdeling ervaren, is een van de laatst gepubliceerde films van de CCUVN (▶https://youtu.be/2XH1ZO_E5pk). Hiermee wordt zichtbaar waar jongeren behoefte aan hebben en welke verwachtingen ze hebben van artsen. Jongeren herkennen zich hierin en zijn mede daardoor beter voorbereid op de transitie.

Naast deze filmpjes heeft het YouTube-kanaal ook video's over toediening van medicatie, voorbereiding van klysma's en diverse onderzoeken, zoals een CT-scan van de buik (▶https://youtu.be/7681JOcJUCU).

Chatboxen en forums

Naast Facebook en Twitter zijn er natuurlijk ook andere vormen om informatie te verkrijgen, te vragen of te delen. Er zijn *chatboxen*, waarin je op bepaalde tijden kunt chatten met een ervaringsdeskundige of met een behandelaar van een ander ziekenhuis dan de eigen specialist. Er zijn *forums* waar je vragen kunt stellen of waar je kunt zoeken of een dergelijke vraag al is gesteld en welk antwoord toen is gegeven. Het lezen

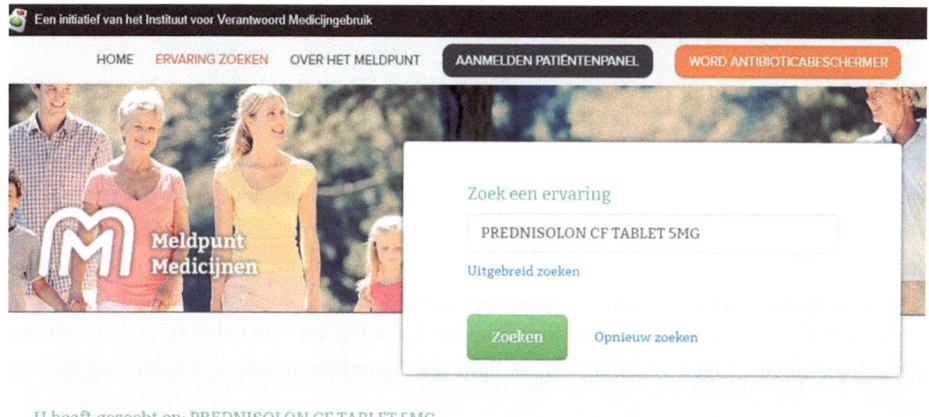

Figuur 7.1 Meldpunt medicijnen

van het forum kan je een zetje geven om ook eens een kijkje te nemen op de chat. Op de chat kun je ondervinden dat je soms maar een half woord nodig hebt, en het zijn niet alleen maar kommer en kwel-gesprekken: alle aspecten mogen aan bod komen.
Voor iedere doelgroep is er wel iets te vinden op het wereldwijde web. Enkele voorbeelden zijn:

- Seniorweb; ▶www.seniorweb.nl waar ouderen terecht kunnen met vragen over hun computer, zonder bang te hoeven zijn dat ze voor 'dom' versleten worden.
- Vrouwenforum; ▶https://forum.viva.nl/index.php, voor vragen over diverse onderwerpen die vooral vrouwen belangrijk vinden.
- Forum voor seksueel geweld; ▶www.seksueelgeweld.nl. Slachtoffers van seksueel geweld kunnen enorme problemen op diverse gebieden ervaren die ze in hun directe omgeving niet durven vertellen.

- **Websites met lotgenotenervaringen**

Daarnaast bestaat er lotgenotencontact via e-mail en via de website van een organisatie, zoals ▶www.meldpuntmedicijnen.nl, waar mensen hun ervaringen kunnen delen (zie fig. 7.1).

Voor jongeren is er de website *Op Koers* ▶www.opkoersonline.nl waarbij jongeren met een chronische aandoening of kanker online informatie kunnen delen, met andere jongeren in contact kunnen komen en hun ervaringen kunnen uitwisselen. Het programma is er ook voor brusjes (broertjes en zusjes) en ouders zijn van harte welkom op het volwassenprogramma op de site. Juist bij jongeren, die meestal niet over hun ziekte willen praten en niet veel leeftijdsgenoten met dezelfde aandoening kennen, is dit een prachtig initiatief.

Daarnaast is de cyberpoli (▶www.cyberpoli.nl) een online instrument dat bijdraagt aan kennis en informatie. Het is fijn om te kunnen lezen wat andere kinderen met dezelfde aandoening of ziekte hebben ervaren.

7.5 Wat is het effect van digitaal lotgenotencontact?

Het blijkt in de praktijk dat lotgenotencontact, dus ook digitaal, de zorg van de professionals kan aanvullen. Door je vragen te stellen aan anderen, krijg je meer informatie en neemt je eigen ervaringsdeskundigheid toe. Door de vele reacties krijg je meer kennis en vaardigheden. Het verbetert je zelfvertrouwen en daarmee ook vaak je gevoel van welbevinden. Het geeft steun omdat de mensen aan wie je het vraagt jouw situatie herkennen en je steunen. Met al deze kennis ben je een beter geïnformeerde patiënt en daarmee ook een betere gesprekspartner voor je behandelaar.

In het kader van eigen verantwoordelijkheid nemen en bevorderen, zelfsturend en zelfoplossend vermogen van mensen, is digitaal lotgenotencontact niet meer weg te denken.

- **Risico's van digitaal lotgenotencontact**

Binnen het lotgenotencontact heb je natuurlijk wel kans dat mensen elkaar, naast heel veel goedbedoelde adviezen, soms ook een (commercieel) product of zienswijze willen aanpraten. In de praktijk blijkt echter het alledaagse boerenverstand effectief te zijn. Een groep die niet functioneert, die geen positief effect teweegbrengt, verdwijnt meestal vanzelf. De groepsleden willen baat hebben bij deelname en vullen elkaar aan.

- **Een oogje in het zeil bij Facebook**

Hoewel boerenverstand meestal goed werkt blijkt het, afhankelijk van het aantal deelnemers, in de praktijk toch wel belangrijk om moderatoren aan te stellen die de gesprekken in de gaten houden. Zeker bij groepen waarbij meer dan 5000 mensen lid zijn, is het noodzakelijk om regels te hanteren waaraan iedereen zich moet houden. Een enkele keer kan namelijk toch de vlam in de pan slaan of worden foto's gedeeld die niet geschikt zijn of er wordt geprobeerd reclame te maken voor een bepaald product.

- **Uil of struisvogel**

Is digitaal lotgenotencontact voor iedereen te gebruiken (zie ◘ fig. 7.2)? Er zijn mensen die altijd op zoek zijn naar informatie, veel meningen willen horen en op basis daarvan een analyse maken. Hierdoor begrijpen zij beter wat een ziekte is of wat er te verwachten is in de toekomst. Je zou ze de uilen kunnen noemen: veel opzoeken, ervaringen horen en delen en zo je eigen pad uitstippelen.

Voor sommige mensen is dit juist niet de aangewezen weg. Ze willen niets weten over het ziektebeeld, willen er niets over delen en kunnen niet goed met de informatie overweg. Je zou hen de struisvogels kunnen noemen. Ze willen alleen van de dokter horen wat ze moeten doen en verder niet. Ook daarin moeten mensen hun eigen pad kiezen.

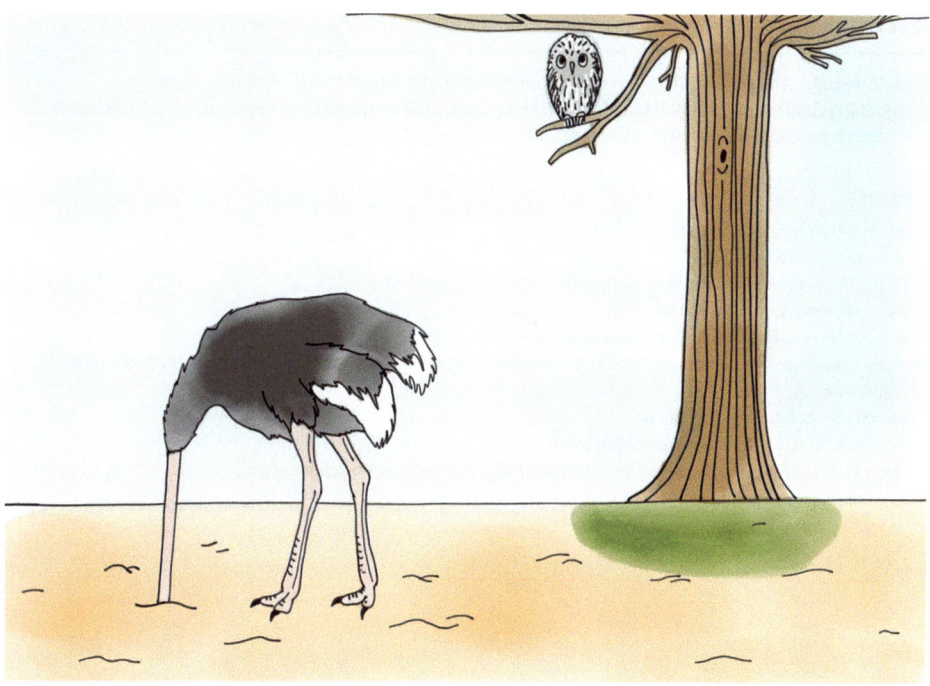

 Figuur 7.2 Uil of struisvogel?

7.6 Tot slot

In dit hoofdstuk is ingegaan op verschillende vormen van digitaal lotgenotencontact en de mogelijke effecten ervan. Digitaal lotgenotencontact kan allerlei vormen aannemen en verschilt naar doelen, doelgroep, duur en frequentie. Herkenning en erkenning zijn belangrijke elementen waarbij de bejegening en een uitnodigende sfeer vanuit de omgeving belangrijk zijn. In sommige gevallen zijn spelregels en ondersteuning zeker noodzakelijk om alles goed te laten verlopen.

Het effect van digitaal lotgenotencontact laat zien dat het kan bijdragen aan positief welbevinden, sociale en wederzijdse steun, en toenemende kennis. Deze kennis kan de patiënt helpen om beter met de ziekte om te gaan en/of een betere gesprekspartner te worden voor de zorgverleners. De ervaringen van anderen kunnen je blik op je ziekte veranderen en laten zien dat je niet de enige bent die hiermee te maken heeft. Echter, ieder mens is uniek en heeft zijn eigen ervaringen en de effecten van lotgenotencontact zullen dus ook per mens verschillen.

Naast de risico's die digitaal lotgenotencontact met zich meebrengt kunnen we stellen dat digitaal lotgenotencontact niet meer is weg te denken uit de maatschappij en er een positieve kracht van uitgaat.

Geraadpleegde literatuur

Distelbrink, M., et al. (2008). *Effecten van lotgenotencontact VSN*. Utrecht: Verweij-Jonker Instituut.
Zorgbelang Gelderland (2013). *Effecten lotgenotencontact patiëntenvereniging*. Verkegen van ▶ https://ticcraft.wordpress.com/digitaal-lotgenotencontact/.

Websites

- www.meldpuntmedicijnen.nl/.
- www.seniorweb.nl/pchulp.
- https://forum.viva.nl/overig/vrouwenforum/list_messages/386966.
- www.seksueelgeweld.nl/forum/.
- www.crohn-colitis.nl/onderzoek/ibd-eet-je-mee/.
- www.opkoersonline.nl/site/Ik%20wil%20meedoen%20met%20op%20koers/Op%20koers%20via%20het%20internet/.
- www.cyberpoli.nl/ibd/interviews.
- http://crohnopjewerk.nl/verhalen/gert.html.
- www.crohn-colitis.nl/nieuws/19-mei-wereld-ibd-dag-crohn-colitis-in-schijnwerpers/.

Facebookpagina CCUVN.

Deel III Randvoorwaarden voor digitale informatie-uitwisseling

Hoofdstuk 8   De rol van de overheid – to be and not to be – 57
Erik Gerritsen

Hoofdstuk 9   Interoperabiliteit – 63
Lies van Gennip

Hoofdstuk 10   Registratie aan de bron – eenduidig en eenmalig vastleggen voor hergebruik – 71
Joyce Simons

De rol van de overheid – to be and not to be

Erik Gerritsen

8.1 Inleiding – 58

8.2 Zorgorganisaties moeten zichzelf opnieuw uitvinden… – 58

8.3 …en dat geldt ook voor de overheid – 59

8.4 Digitalisering kan veel goeds brengen… – 59

8.5 …mits het de eigen problemen weet op te lossen – 60

8.6 Een inspirerende agenda – 60

8.1 Inleiding

Te midden van alle turbulente ontwikkelingen in de gezondheidszorg is er voor alle partijen één blijvende constante: het zal altijd noodzakelijk zijn om een maatschappelijk gedragen evenwicht te vinden tussen de kwaliteit van zorg, de toegankelijkheid en de betaalbaarheid ervan. Om de kosten in de hand te houden en de schaarste aan personeel het hoofd te bieden staan we voor de voortdurende uitdaging om de zorg zo slim en efficiënt mogelijk in te richten, te organiseren en continu te verbeteren.

8.2 Zorgorganisaties moeten zichzelf opnieuw uitvinden...

Die opgave vergt dat we migreren van een systeem van traditionele silo's (huisarts, ziekenhuis, thuiszorg) waarin de patiënt van de ene naar de andere silo wordt overgedragen, naar een netwerk van samenwerkende actoren waarin de patiënt zo veel mogelijk zelf de regie heeft en volwaardig participeert. Daarbij is ook zijn sociale omgeving actief betrokken, en ontstaan wisselende mengvormen van formele en informele zorg. Daarmee past de zorg zich aan aan de patiënt in plaats van andersom – de juiste zorg op de juiste plek. En dat alles langs drie lijnen: het *voorkómen* van (onnodige of duurdere) zorg, het *verplaatsen* van zorg (dichtbij als het kan, verder weg als het moet) en het *vervangen* van zorg (door nieuwe zorgvormen zoals e-Health).

De afgelopen decennia heeft in vele beleidsnota's 'de patiënt centraal' gestaan. Gaandeweg zijn we gaan inzien dat in dit axioma de patiënt weliswaar belangrijk is, maar nog steeds als een min of meer passief object van zorg fungeert. Inmiddels zien we de burger steeds meer als coproducent, met een actieve rol in het zorgen voor zijn gezondheid, het herstel van ziekte of het omgaan met een chronische aandoening. Complementair daaraan ontwikkelen artsen zich van autoriteit en beslisser naar coach en raadgever. En de rol van verplegenden en verzorgenden verschuift van 'zorgen voor' naar 'zorgen dat'.

Deze transformatie stelt niet alleen hoge eisen aan de veranderbereidheid en -capaciteit van de professionals in de zorg. Managers en bestuurders staan aan de lat om in eigen huis bestaande werk- en cultuurpatronen te doorbreken en de weg te wijzen naar de zorgorganisatie van de toekomst. Tegelijkertijd staan zij voor de uitdaging om relaties met de omgeving te herdefiniëren en nieuwe coalities te smeden, waarbij zij, om duurzaam te vernieuwen, de bescherming van het eigen domein ondergeschikt dienen te maken aan dienstbaarheid aan het grotere geheel.

Van zorgverzekeraars, zorgkantoren en gemeenten verwachten wij dat zij deze grootschalige veranderingsprocessen stimuleren, ondersteunen en ook in financiële zin begeleiden. Immers, voorkómen van zorg betekent ergens in de keten minder inkomsten. En verplaatsen van zorg betekent meestal ook verplaatsen van geld.

8.3   ...en dat geldt ook voor de overheid

Willen wij ook als overheid een betekenisvolle bijdrage leveren aan deze beweging, dan is onontkoombaar dat ook wij onszelf 'opnieuw uitvinden'. Van oudsher leunt overheidsbeleid zwaar op wet- en regelgeving, financiële stimulering en publieksvoorlichting. Die instrumenten zullen uiteraard niet verdwijnen. Tegelijkertijd is nodig dat wij, om een merkbaar verschil te maken, ons meer verbinden met het reilen en zeilen in de praktijk van alle dag. Minder vanuit het systeem naar de wereld kijken, en meer door de ogen van de leefwereld het systeem beproeven en ervaringen uit de uitvoeringspraktijk meenemen om het systeem te verbeteren. Dat betekent veel buiten de deur zijn, ontvankelijk zijn voor knelpunten en barrières, misverstanden uit de weg ruimen, partijen met elkaar in verbinding brengen, mooie initiatieven in de schijnwerper zetten, kennis over nieuwe zorgvormen ontsluiten en verspreiden. Op dat laatste ligt veel nadruk, want het opschalen van veelbelovende en bewezen goede innovaties is en blijft een taai leerstuk.

De laatste jaren ontwikkelt de overheid op dat terrein een groeiend repertoire. We creëren bewustwording door de nationale e-Health-week en het communicatieprogramma Zorg van Nu, en we ontwikkelen programma's voor digitale vaardigheden. We hebben een curriculum voor transformatoren ontwikkeld – de Zorginnovatieschool – die na een aantal landelijke afleveringen nu op eigen benen de regio ingaat. We verschaffen investeringsmogelijkheden voor start-ups die naar scale-ups groeien en we versnellen de toegangsweg van innovaties naar het verzekerde pakket. We faciliteren bij het realiseren van doorbraken met *Health Deals* en *Health Impact Bonds*, en we verbeteren de bekostigingsstructuur voor e-Health. Leidend motto is steeds het *patient included* én het *nurse included* werken. Daarbij zullen we als overheid vanuit onze rol soms onzichtbaar zijn ten einde partijen niet voor de voeten te lopen, en op andere momenten 'veeleisend helpen', als we dat vanuit het publieke belang noodzakelijk achten.

8.4   Digitalisering kan veel goeds brengen...

Met al deze acties stimuleren we een gezond innovatieklimaat in de zorg. Dat is noodzakelijk, maar niet voldoende. Een florerend ecosysteem heeft naast een gezond klimaat ook vruchtbare grond nodig. Daarvoor is noodzakelijk dat niet alleen de zorg, maar ook de informatie op de juiste plek is.

Voor effectieve en efficiënte samenwerking in netwerkverband is onontbeerlijk en cruciaal dat actuele en volledige informatie op alle plekken in dat netwerk digitaal beschikbaar of makkelijk te ontsluiten is, uiteraard voor zover de patiënt daar toestemming voor heeft gegeven. Door moderne technologische hulpmiddelen kan de zorg steeds meer tijd- en plaatsonafhankelijk worden. De patiënt meet zijn eigen vitale parameters en deelt die online met zijn behandelaar. Een interventie zoals bijstelling van medicatie hoeft niet meer te wachten op het periodieke controlemoment, maar kan direct plaatsvinden als kritische parameters worden overschreden. Het 'vierogenprincipe' bij het toedienen van die medicatie kan met de smartphone op afstand gebeuren en het beeldbelgesprek met de specialist voorkomt belastend ziekenhuisbezoek voor bijvoorbeeld COPD-patiënten. Slimme luiers meten de vochtigheidstoestand, maken onnodig wakker maken overbodig en voorkomen nachtelijke rondes. Zo gebruiken we 'koude' technologie voor 'warme' zorg, en kan de zorg zich verplaatsen van wachtkamer naar woonkamer.

8.5   …mits het de eigen problemen weet op te lossen

Al deze toepassingen maken de zorg kwalitatief beter én veraangenamen het leven. In de praktijk blijkt het realiseren ervan nogal eens op *entertaining obstacles* te stuiten, van veranderkundige of financiële, maar niet zelden ook van informatietechnische aard. In het ICT-landschap in de Nederlandse zorg weerspiegelt zich nu eenmaal de historie van het werken binnen de grenzen van de eigen silo. Infrastructuur en systeemarchitectuur zijn ontworpen voor het werken binnen het domein van de eigen organisatie, en niet toegesneden op domeinoverstijgende samenwerking.

Aangezien het 'met een schone lei beginnen' geen realistisch perspectief is, moeten we alle energie richten op het ontsluiten en uitwisselbaar maken van de informatie die nu veelal nog opgesloten zit in de systemen. Door informatiestandaarden af te spreken en te implementeren, door eenheid van taal te bewerkstelligen en door consequent en eenduidig te zijn in registratie en dossiervorming. Dat gaat allemaal niet vanzelf, dat is monnikenwerk en soms sisyfusarbeid.

In het Informatieberaad sturen wij als overheid dat proces aan en maken wij met heel veel partijen in de zorg afspraken. Die afspraken zijn vrijwillig maar niet vrijblijvend, als het voldoen aan informatiestandaarden integraal onderdeel gaat uitmaken van de kwaliteit van zorg, waarop de verzekeraar kan inkopen en de Inspectie kan toezien.

Niettegenstaande alle inspanningen bestaat daarbij een breed gedeelde wens dat het allemaal nog een paar streken sneller gaat. Ook de politiek benadrukt die urgentie. Dat heeft gemaakt dat de minister heeft aangekondigd om vanuit de overheid meer centrale regie te gaan voeren op het tot stand komen van de gewenste elektronische gegevensuitwisseling en stapsgewijs toe te werken naar een wettelijke verplichting daarvoor.

8.6   Een inspirerende agenda

De hoofdlijnenakkoorden en programma's van het kabinet hebben eenzelfde trekrichting: stel de burger in staat om meer verantwoordelijkheid te nemen voor de eigen gezondheid, en meer regie te hebben bij het eventuele ziekteproces of het leven met een chronische aandoening. Dat draagt bij aan kwaliteit van leven, betere zorguitkomsten en werkplezier door afnemende administratielast. En in het verlengde daarvan ook aan kostenbeheersing en arbeidsbesparing. Om die doelen te bereiken is een ombouw van de zorg van aanbodgerichte silo's naar behoeftegeïnspireerde netwerkzorg nodig, van 'dit kunnen we bieden en dat niet' naar 'wat is er nodig en hoe kunnen we dat gezamenlijk realiseren?' Digitale ondersteuning is daarbij onontbeerlijk: een goed werkende ICT is het zenuwstelsel van de zorg. Daaraan bouwen we met een groot aantal ambitieuze programma's: VIPP voor ziekenhuizen en ggz, OPEN voor de eerstelijn, Inzicht in de langdurige zorg en MedMij voor de ontsluiting van persoonlijke gezondheidsomgevingen. Nota bene, voor al die programma's geldt: het gaat nooit om de automatisering zelf, maar altijd om de veranderdoelen die door de beschikbaarheid van gegevens mogelijk worden gemaakt.

In de programma's en hoofdlijnenakkoorden hebben we afgesproken wat we gaan doen. Nu komt het eropaan dat we doen wat we hebben afgesproken, en op de draaggolf van die programma's de kwantumsprong de digitale eeuw in maken. In het niet-aflatende besef dat de analoge zorg, van mens tot mens, altijd op de eerste plaats zal blijven komen!

Interoperabiliteit

Lies van Gennip

9.1 Inleiding – 64

9.2 Waarom is interoperabiliteit in de zorg zo moeilijk? – 64

9.3 Het Vijflagenmodel helpt interoperabiliteit begrijpen – 65
9.3.1 Organisatiebeleid – 65
9.3.2 Zorgproces – 66
9.3.3 Informatie – 66
9.3.4 Applicaties – 67
9.3.5 Infrastructuur – 68

9.4 Kiezen van standaarden – belang van eenheid van taal – 68

9.5 Tot slot: het belang van specialisten in interoperabiliteit – 69

© Bohn Stafleu van Loghum is een imprint van Springer Media B.V., onderdeel van Springer Nature 2019
F. Kreier en I. Verberk-Jonkers (Red.), *De dokter en digitalisering*,
https://doi.org/10.1007/978-90-368-2161-2_9

9.1 Inleiding

Zorg wordt steeds meer in netwerken verleend, en patiënten hebben te maken met steeds meer verschillende zorgverleners. Voor chronische patiënten zijn dat er gemiddeld 12, maar het kunnen er ook veel meer zijn. Al die zorgverleners, artsen, verpleegkundigen, maar ook patiënten zelf, leggen voortdurend informatie vast over wat ze waarnemen, wat ze doen en wat ze afspreken. Om continuïteit van zorg te kunnen bieden, is het van belang dat die informatie kan worden gedeeld. Dit maakt mogelijk dat elke zorgverlener, maar ook de patiënt zelf, tijdig kan beschikken over de juiste informatie om de juiste beslissingen te kunnen nemen.

Het is niet voor niets dat in dit boek als eerste onderwerp in het deel over informatieuitwisseling 'interoperabiliteit' aan de orde komt. Niet alleen een moeilijk uit te spreken woord, maar ook een niet eenvoudig te realiseren omstandigheid, die wel essentieel is om samen goede zorg te verlenen. Uit de eHealth-monitor (▶ www.ehealth-monitor.nl) blijkt elk jaar weer dat het niet kunnen delen van informatie een van de grootste knelpunten is voor professionals. Vaak gebeurt uitwisseling noodgedwongen nog via papier, fax of dvd, omdat informatiesystemen de informatie niet of beperkt digitaal met elkaar kunnen delen. En vaak wordt informatie dan ook *niet* uitgewisseld. Dat leidt tot inefficiëntie omdat gegevens moeten worden overgetypt en dezelfde gegevens op verschillende plaatsen worden geregistreerd. Bovendien wordt diagnostiek overgedaan omdat eerdere gegevens niet beschikbaar zijn. Gebrek aan interoperabiliteit leidt ook tot onveilige zorg, omdat op basis van onvolledige informatie beslissingen worden genomen over patiëntenzorg.

Interoperabiliteit is het vermogen van organisaties (en hun personen, processen en systemen) om effectief en efficiënt samen te werken door het delen van informatie met hun omgeving en de patiënt. Dit hoofdstuk gaat over waarom interoperabiliteit in de zorg ingewikkeld is en hoe je het kunt realiseren.

9.2 Waarom is interoperabiliteit in de zorg zo moeilijk?

Niet alleen in Nederland is interoperabiliteit in de zorg ingewikkeld. Ook in andere landen worden in de zorg hulpmiddelen uit de vorige eeuw gebruikt om informatie uit te wisselen. En ook daar is dit een bron van grote frustratie voor zorgprofessionals. Eigenlijk doet Nederland het zelfs beter dan andere landen: Nederland staat internationaal aan kop waar het gaat om digitalisering en uitwisseling van zorginformatie. Huisartsen werken vrijwel papierloos en ook medisch specialisten leggen hun gegevens steeds meer digitaal vast. In bijvoorbeeld de huisartsenzorg, acute zorg en jeugdgezondheidszorg, worden patiëntgegevens op uniforme wijze geregistreerd en uitgewisseld. Binnen dit soort domeinen en ketens zijn goede oplossingen gerealiseerd. Maar in breder verband blijft uitwisseling een probleem. Met bijvoorbeeld tot gevolg dat nog steeds minder dan de helft van de medisch specialisten een actueel medicatieoverzicht krijgt van de openbare apotheek.

Interoperabiliteit in de zorg is in de eerste plaats ingewikkeld omdat de informatie in de zorg complex is. Neem bijvoorbeeld bloeddruk. In een gemiddeld ziekenhuis kan wel op zes verschillende manieren de bloeddruk worden geregistreerd. Wordt diastolische bloeddruk, systolische bloeddruk of tensie vastgelegd, welke meetmethode is toegepast, in welke houding is gemeten, gaat het om de gemiddelde waarde of om de pieken? Als je niet eenduidig registreert en dan gegevens gaat uitwisselen, vergelijk je gemakkelijk appels met peren. En bloeddruk is nog een relatief eenvoudig gegeven. In de zorg rond een patiënt wordt een veelheid aan fysiologische, pathologische en therapeutische gegevens vastgelegd, samen met aspecten als gedrag en omgeving. De informatiecomplexiteit is hierdoor veel groter dan bijvoorbeeld in de banksector of in de reissector – waar digitalisering een hoge vlucht heeft genomen.

In de tweede plaats is de organisatie in de zorg veel complexer dan in veel andere branches. De zorg kent veel verschillende beroepsgroepen en soorten instellingen, die elk hun eigen landelijke organisatievorm kennen en eigen taal en modellen hanteren. Zo worden in de landelijke huisartsenzorg, inclusief huisartswaarneming, patiëntgegevens op een uniforme wijze geregistreerd en uitgewisseld. Maar in ziekenhuizen worden andere standaarden en modellen gehanteerd, en dan ook nog niet uniform over de ziekenhuizen. Dat belemmert digitale uitwisseling tussen de eerste lijn en ziekenhuizen, zodat daarvoor vaak nog faxen worden gebruikt.

9.3 Het Vijflagenmodel helpt interoperabiliteit begrijpen

Als het niet lukt om informatie uit te wisselen, ligt daar vaak een technische en organisatorische problematiek onder. Het zogenoemde 'Vijflagenmodel' is een hulpmiddel om de complexiteit van interoperabiliteit te beschrijven en te begrijpen wat nodig is om informatieoplossingen in de praktijk te realiseren. In dit model worden de verschillende actoren, hun rollen en soorten afspraken op vijf verschillende niveaus beschreven. Voor een goede uitwisseling van gegevens is het noodzakelijk dat afspraken op alle niveaus van het Vijflagenmodel op elkaar aansluiten. Het Vijflagenmodel maakt inzichtelijk dat de wereld van de zorg (inclusief taal en modellen) verbonden moet worden met die van de techniek om tot goede informatie-uitwisseling te komen (fig. 9.1).

Een informatiestandaard is een verzameling afspraken die ervoor moeten zorgen dat de zorginformatie met de juiste kwaliteit kan worden vastgelegd, opgevraagd, gedeeld, uitgewisseld en overgedragen. Die afspraken gaan altijd over de informatielaag, en kunnen ook gaan over de applicatie- of infrastructuurlaag. Een informatiestandaard kan zo verschillende lagen en standaarden omvatten.

9.3.1 Organisatiebeleid

Dit niveau heeft betrekking op zaken die op beleidsmatig niveau binnen een organisatie moeten worden afgesproken. Bijvoorbeeld of er een systeem voor medicatiebewaking is en hoe dat wordt ingericht, met welke partners wordt samengewerkt en welke informatie

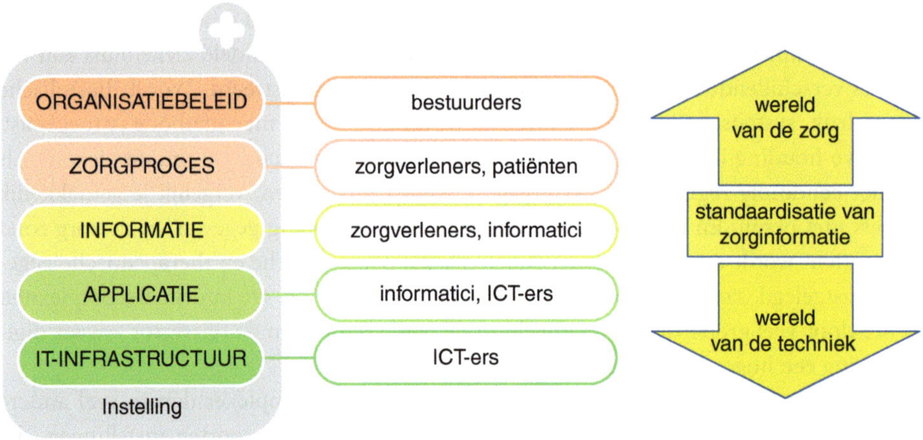

Vijflagenmodel

Laag	Actoren
ORGANISATIEBELEID	bestuurders
ZORGPROCES	zorgverleners, patiënten
INFORMATIE	zorgverleners, informatici
APPLICATIE	informatici, ICT-ers
IT-INFRASTRUCTUUR	ICT-ers

Instelling

wereld van de zorg ↑
standaardisatie van zorginformatie
wereld van de techniek ↓

Figuur 9.1 Het Vijflagenmodel helpt interoperabiliteit en wat daarvoor nodig is te begrijpen; zie voor toelichting ▶ www.nictiz.nl/wp-content/uploads/2018/09/Rapport_elektronische_informatie_voor_gezondheid_en_zorg.pdf en ▶ www.nictiz.nl/overig/toolkit-lagenmodel

daarvoor wordt uitgewisseld. Hoe zijn verantwoordelijkheden en bevoegdheden binnen de organisatie gedefinieerd en op welke manier in de keten? Hoe wordt privacy gewaarborgd? Wet- en regelgeving is kaderstellend en richtlijnen vanuit bijvoorbeeld koepels (zoals de Gedragscode Elektronische Gegevensuitwisseling in de Zorg, EGiZ) kunnen worden gebruikt om dit soort afspraken vorm te geven. In deze laag spelen ook afspraken met financiers en toezichthouders.

9.3.2 Zorgproces

Dit niveau heeft betrekking op de wijze waarop zorginhoudelijke processen zijn ingericht, zowel binnen een organisatie als in samenwerking met andere spelers. Landelijke zorginhoudelijke richtlijnen en zorgstandaarden kunnen daarin richtinggevend zijn. Patiënten krijgen daarin steeds meer een eigen positie en verantwoordelijkheid. Zorgverleners en patiënten zijn belangrijke actoren op dit niveau, evenals zorgmanagers voor aansluiting bij afspraken op organisatieniveau.

9.3.3 Informatie

Uit afspraken die op het organisatieniveau worden gemaakt, maar ook uit de wijze waarop zorgprocessen zijn ingericht, volgt op welke momenten welke informatie beschikbaar moet zijn of moet worden vastgelegd en overgedragen. Dat geldt zowel binnen organisaties als tussen organisaties. Omdat verschillende disciplines en organisaties zijn betrokken, wordt die informatie vastgelegd in verschillende ICT-systemen en gedeeld tussen die systemen. Huisartsen gebruiken huisartsinformatiesystemen, apothekers gebruiken apothekersinformatiesystemen, ziekenhuizen gebruiken EPD's en soms gebruiken afdelingen binnen ziekenhuizen hun eigen specifieke informatiesystemen. Om te zorgen dat tussen al die systemen informatie kan worden uitgewisseld op een zinvolle manier, zijn keuzes over eenduidig vastleggen nodig, of moeten afspraken worden gemaakt over koppelingen tussen of vertalingen van het ene systeem naar het andere. Op dit niveau wordt de relatie gelegd tussen zorgproces en de ondersteuning door ICT-systemen. Hierbij is de kennis en samenwerking van zorgverleners, patiënten en informatieanalisten essentieel. Landelijke afspraken, zoals worden gemaakt in het Informatieberaad over zorginformatiebouwstenen, kunnen richtinggevend zijn om afspraken over de inhoud van de uit te wisselen informatie te maken.

9.3.4 Applicaties

Dit niveau gaat over de wijze waarop (en wanneer) gekozen terminologie, informatiestandaarden en registers, worden ingebouwd in de software. Dat moet op zo'n manier gebeuren dat eenduidige registratie en digitale uitwisseling van informatie in de praktijk mogelijk is. De manier waarop informatie wordt ingebouwd in informatiesystemen is vooral afhankelijk van de leverancier van de software. Op gebieden waar geen eenduidige modellen bestaan van de informatie-inhoud maakt de leverancier keuzes, meestal in samenwerking met de klant, bijvoorbeeld de zorginstelling. Voor de technische definitie van de uit te wisselen brokjes informatie bestaan een aantal standaarden, zoals HL7-FHIR, HL7v3, HL7v2, HL7-CDA of EDIFACT. Door deze technische definities wordt betrouwbaar oversturen mogelijk. Je zou ze kunnen zien als 'verpakkingen' van de inhoud. Of de inhoud door de ontvanger ook begrepen en geïnterpreteerd kan worden, hangt vervolgens weer af van de mate waarin informatiemodellen compatibel zijn.

HL7-standaarden en Edifact zijn internationale standaarden. Voor toepassing in Nederland is aanpassing nodig aan de Nederlandse markt omdat die specifieke eisen stelt. We kennen bijvoorbeeld een BSN-nummer, en veel eigennamen hebben een tussenvoegsel (Jan *van* Doorn). Ook wordt in de vertaalslag naar de Nederlandse markt rekening gehouden met het feit dat het informatielandschap in de zorg erg divers is en dat bijvoorbeeld één informatiestandaard toepasbaar moet kunnen zijn op meerdere infrastructuren. Het gebruik van dit soort internationale standaarden betekent dus niet dat je vanzelf kunt uitwisselen met software of infrastructuren in het buitenland; *wel* dat het makkelijker is om de aansluiting te realiseren, omdat je uitgaat van dezelfde structuur.

Elk van de softwaresystemen kent ontwikkelcycli – het vraagt enige regie om te zorgen dat ieder met dezelfde standaarden werkt – ten minste op het informatieniveau. Alleen als alle informatiesystemen dezelfde informatie eenduidig vastleggen, kunnen de informatiesystemen van de betrokken zorgpartijen met elkaar communiceren en kunnen geregistreerde gegevens in verschillende omgevingen worden hergebruikt (van persoonlijke gezondheidsomgeving tot Kwaliteitsregister). Dit soort afspraken worden gemaakt door professionals uit de zorg, applicatiebeheerders, en leveranciers.

9.3.5 Infrastructuur

Voor het daadwerkelijk uitwisselen van informatie zijn netwerken of infrastructuren nodig. Daarvan zijn er in Nederland, landelijk en regionaal, verschillende beschikbaar (zie ▶www.nictiz.nl/rapporten/onderzoek-zorginfrastructuur). Elk van die infrastructuren maakt eigen keuzen ten aanzien van de 'verpakkingen' van informatie (zie eerder). Vaak moeten softwareleveranciers objectief aantonen dat zij informatiestandaarden op een juiste manier hebben ingebouwd om aan te kunnen sluiten op een specifieke infrastructuur. Het gaat hier dus om afspraken die worden gemaakt door partijen die infrastructuren leveren en leveranciers van zorg-ICT.

9.4 Kiezen van standaarden – belang van eenheid van taal

In Nederland worden ten minste 157 verschillende standaarden in de zorginformatica onderscheiden (▶www.nictiz.nl/overzicht-standaarden). Het kiezen van de juiste standaarden is dan ook geen sinecure. Uit het Vijflagenmodel blijkt bovendien dat het begrip 'standaard' verschillende inhoud en betekenis kan hebben, afhankelijk van de laag waarin afspraken worden gemaakt. Afspraken over verantwoordelijkheden en bevoegdheden op de bovenste laag, zijn anders van aard dan afspraken over wat je inhoudelijk wil vastleggen (semantisch) en die verschillen weer van afspraken over welke 'verpakkingsmodellen' je hanteert bij het inbouwen in software en uitwisselen over een infrastructuur.

Binnen wet- en regelgeving en landelijke afspraken, is per laag en in samenhang tussen de lagen, vrij veel ruimte om verschillende combinaties van standaarden te kiezen. En omdat elke organisatie daarin zijn eigen keuzen maakt, en te maken heeft met verschillende leveranciers en infrastructuren die daarin ook hun eigen afwegingen en keuzen maken, ontstaan er heel veel verschillende omgevingen. Het resultaat is dat systemen vaak niet direct kunnen uitwisselen en specifieke koppelingen moeten worden gerealiseerd. Zeker in ketens met meerdere en verschillende stakeholders, zijn vertaaltabellen en *mappings* nodig om – op applicatie- en infrastructuurniveau – gegevens te kunnen uitwisselen. Daarbij zal altijd informatieverlies optreden, wat uiteraard beperkt moet blijven. Daarvoor is belangrijk dat partijen goede afspraken maken over het modelleren van de informatie die wordt gebruikt in het zorgproces (de middelste laag) en het eenduidig vastleggen van de informatie die over de complete keten relevant is. Uiteindelijk gaat het immers om behoud van de informatie in de uitwisseling. Een belangrijk onderdeel daarvan vormt de gebruikte terminologie (zoals Snomed, Loinc) om de taal van de professional digitaal en gestructureerd vast te leggen. Klinische gegevensdefinities, zoals zorginformatiebouwstenen (zibs) en de Basisgegevensset Zorg (BgZ), zijn op basis daarvan gemaakt.

9.5 Tot slot: het belang van specialisten in interoperabiliteit

Het verbinden van de werelden van de zorg en de techniek vormt de sleutel voor interoperabiliteitsoplossingen. Technisch kan alles, en is uitwisseling zelfs mogelijk als systemen verschillende technische standaarden gebruiken. Kern is dat de vastgelegde informatie enerzijds aansluit bij het zorgproces dat wordt ondersteund – en daarmee de wereld van de zorgverleners. Anderzijds vormt de informatiemodellering de basis voor de implementatie in de software van de zorginformatiesystemen. Informatiemodellering legt zo de basis voor eenheid van taal in de zorg. Dat vraagt om mensen die de taal van de werelden van zorg en techniek begrijpen. Daarom is het goed dat er steeds meer instellingen zijn die één of meer zorgprofessionals in de rol van Chief Medical Information Officer (CMIO) of Chief Nursing Information Officer (CNIO) zetten.

Registratie aan de bron – eenduidig en eenmalig vastleggen voor hergebruik

Joyce Simons

10.1 Inleiding – 72

10.2 Historie – 73

10.3 Strategie en aanpak voor het nieuwe Registreren aan de bron – 73
10.3.1 Ontwikkelen van eenheid van taal – 74
10.3.2 Werken aan mentale transitie van de zorgprofessionals – 77
10.3.3 Implementatie in de systemen (regie op implementatie) – 78

10.4 Baten en kosten – 79

© Bohn Stafleu van Loghum is een imprint van Springer Media B.V., onderdeel van Springer Nature 2019
F. Kreier en I. Verberk-Jonkers (Red.), *De dokter en digitalisering*,
https://doi.org/10.1007/978-90-368-2161-2_10

10.1 Inleiding

In dit hoofdstuk nemen wij u mee in de strategie en aanpak om te komen tot een zorgbrede acceptatie en implementatie van Registreren aan de bron: het eenduidig vastleggen van zorginformatie voor hergebruik.

In het zorgproces wordt voortdurend informatie vastgelegd. Door dokters, verpleegkundigen, door patiënten zelf en door andere zorgverleners die bij het zorgproces betrokken zijn. Als zorginformatie in het zorgproces eenmalig en eenduidig wordt vastgelegd, dan kan die informatie worden hergebruikt, voor overdracht bijvoorbeeld. Hierdoor beschikken patiënten en zorgverleners altijd en overal over de benodigde zorginformatie, en de kwaliteit en veiligheid van zorg neemt toe.

Vastlegging in een elektronisch patiëntdossier (EPD) is een voorwaarde om patiëntgerichte, integrale zorg over de muren van de zorginstellingen heen te kunnen bieden. Het vastleggen van zorginformatie dient daarbij plaats te vinden in het zorgproces, naadloos passend binnen de workflow van de zorgverlener. Eenmaal adequaat geregistreerd, vormen deze gegevens een bron voor hergebruik: voor andere zorgverleners, voor het afleiden van financiële gegevens, kwaliteitsregistraties en kwaliteitsinformatie en voor onderzoek. Het gebruik van (inter)nationale standaarden is noodzakelijk voor de ondersteuning van registratie in het zorgproces en het meervoudig gebruik ervan, om op kosteneffectieve wijze betrouwbare en vergelijkbare informatie over onder meer de kwaliteit van zorg te verkrijgen.

Het is eerder regel dan uitzondering dat een patiënt te maken krijgt met meerdere zorgaanbieders. Een logisch gevolg hiervan is dat patiënten (in toenemende mate) digitaal inzicht willen in de eigen zorginformatie om meer regie te kunnen voeren op de eigen gezondheid. Patiënten kunnen dat bijvoorbeeld doen via hun persoonlijke gezondheidsomgeving (PGO) (zie ▶ www.patientenfederatie.nl/themas/persoonlijke-gezondheidsomgeving).

Tegelijkertijd vindt een ontwikkeling plaats in de richting van sturen op gezondheidsdoelen en uitkomstgerichte zorg. Dit vraagt om inzicht in en doelmatigheid van het zorgproces (zogenoemde 'waardegedreven zorg'). Goede, eenduidige dossiervoering is hiervoor een voorwaarde.

Het ontbreken van eenduidige vastlegging en de mogelijkheid tot hergebruik ervan ervaren zorgverleners – en patiënten – dagelijks. Zorgverleners (huisartsen, apothekers, specialisten) leggen de informatie in verschillende systemen vast. De manier waarop de informatie vastgelegd wordt is systeemeigen en vaak disciplinegeoriënteerd. Gegevensuitwisseling is zo niet mogelijk. Als gevolg hiervan moet de patiënt steeds opnieuw dezelfde gegevens over zijn gezondheidstoestand verstrekken. Dit kan leiden tot een onvolledig en op onderdelen onjuist dossier. Daarnaast zijn zorgverleners veel tijd kwijt aan het overzetten van informatie voor overdracht, aan het registreren voor allerhande kwaliteitsregistraties en aan het aanleveren van stuurinformatie, met een toenemende administratie- en registratielast tot gevolg. Het is zo erg dat de informatie die ze vastleggen meestal niet eens uitgewisseld kan worden met collega's elders of met patiënten, en ze kunnen de data ook niet hergebruiken voor verbetering van de directe patiëntenzorg voor die ene patiënt, of eenvoudig aanwenden voor wetenschappelijk onderzoek.

10.2 Historie

In april 2011 verwierp de Eerste Kamer de voorgestelde wettelijke regeling van het elektronische patiëntendossier (EPD) en kwam de voortgang van digitale uitwisseling van patiëntgegevens op losse schroeven te staan. Als reactie hierop besloten de universitair medische centra (umc's) in 2013 zelf de automatische uitwisseling van patiëntgegevens te realiseren. Ze beschrijven het 'waarom' en 'hoe' in hun Visie op documentatie en hergebruik van zorggegevens 2013–2020. Hiermee nemen de acht umc's en Nictiz het initiatief tot samenwerking in het landelijke programma Registratie aan de bron. Al gauw sluiten volgordelijk ook de koepel Nederlandse Vereniging van Ziekenhuizen, en beroepsverenigingen Verpleegkundigen & Verzorgenden Nederland en Federatie Medisch Specialisten aan. De samenwerkende partijen maken stappen in de richting van een nieuwe werkwijze: Registreren aan de bron.

10.3 Strategie en aanpak voor het nieuwe Registreren aan de bron

Om de geschetste problemen voor de Nederlandse zorg aan te pakken is door de verschillende veldpartijen de werkwijze Registreren aan de bron bedacht. Deze werkwijze laat zich samenvatten als: eenduidig en eenmalig vastleggen van zorginformatie voor hergebruik.

Ten grondslag aan het programma liggen de volgende vier doelstellingen (zie ◘ fig. 10.1):
1. de kwaliteit en bruikbaarheid van zorgdocumentatie te verhogen;
2. de zorgprocessen te optimaliseren;
3. de registratielasten te verlagen;
4. meer inzicht voor de patiënt.

De aanpak richt zich op de volgende drie pijlers:
1. ontwikkelen van eenheid van taal;
2. aanjagen en ondersteunen van de mentale transitie van zorgprofessionals;
3. implementatie in de systemen (en regie op implementatie).

We lichten in dit hoofdstuk een aantal belangrijke zaken toe. Zaken waarvan wij denken dat artsen ze moeten weten, en die zij (of sommigen van hen) – in nauwe samenwerking met IT-specialisten en klinisch informatici – kunnen realiseren om zo samen de zorginformatie altijd en overal beschikbaar te hebben, voor patiënten en voor zorgverleners – zorgbreed.

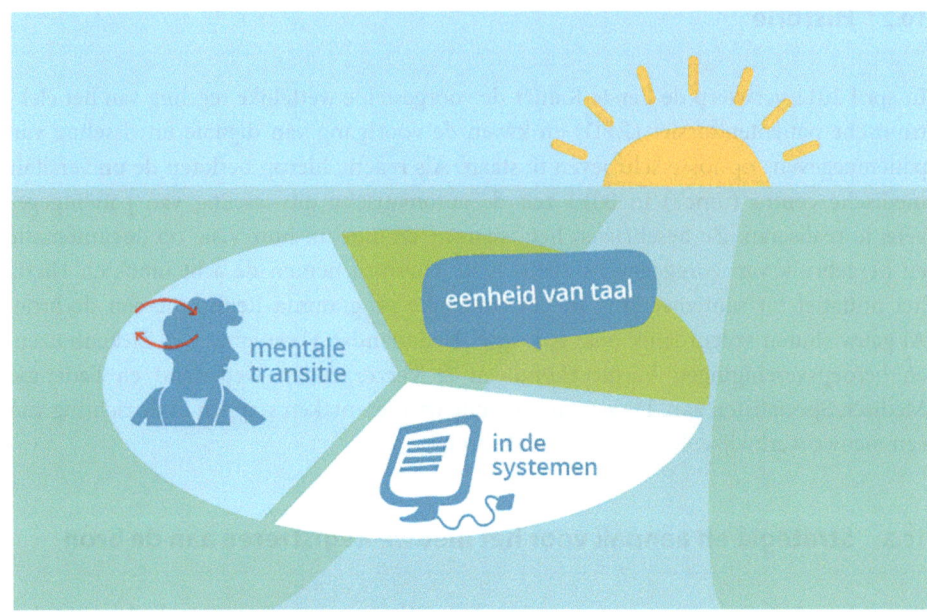

Figuur 10.1 De strategie van Registratie aan de bron

10.3.1 Ontwikkelen van eenheid van taal

Om goede zorg te kunnen leveren en zorginformatie te kunnen uitwisselen, is eenduidigheid belangrijk; we noemen dat 'eenheid van taal'. Om daarvoor te zorgen zijn in het programma Registratie aan de bron de zorginformatiebouwstenen (zib) en de Basisgegevensset Zorg (BgZ) ontwikkeld (zie ▶ www.registratieaandebron.nl/wat-is-registreren-aan-de-bron/de-kern-van-registreren-aan-de-bron/basisgegevensset).

- Zorginformatiebouwstenen

Een zorginformatiebouwsteen (zib) beschrijft nauwkeurig wat er over een bepaald onderwerp van het zorgproces van de patiënt moet worden vastgelegd en omvat afspraken over een (medisch) concept, zoals een diagnose of een verrichting. Zibs zorgen ervoor dat medische termen context krijgen.

Zibs vormen in Nederland de standaard voor het uitwisselen van patiëntgegevens. De zibs maken dat zorgverleners gegevens eenduidig vastleggen en onderling kunnen delen en hergebruiken – onafhankelijk van welke techniek of systemen zij gebruiken.

Er zijn verschillende soorten zibs, bijvoorbeeld algemene patiëntkenmerken (zoals naam, adres, contactpersonen, gezinssituatie), metingen ter ondersteuning van de zorg (zoals bloeddruk, gewicht, pijnscore), medicatiegebruik, diagnose, verrichtingen en zorgsituatie (zoals wondzorg, mobiliteit). Alle zibs zijn opgesteld vanuit de gedachte dat dezelfde informatie relevant is voor zowel artsen, verpleegkundigen, paramedici en patiënten; interessant voor ieder vanuit zijn eigen invalshoek.

De Basisgegevensset Zorg

De Basisgegevensset Zorg (BgZ) is ontwikkeld om goede overdracht van patiëntgegevens zo praktisch en snel mogelijk realiteit te maken. De BgZ is eigenlijk een samenvatting van (medische) gegevens. Zorgverleners hebben bepaald dat deze gegevens van belang zijn voor continuïteit van zorg en dat ze specialisme-, ziektebeeld- en beroepsgroepoverstijgend relevant zijn. De BgZ kan door patiënt en zorgverleners worden gebruikt om de continuïteit van geplande en ongeplande zorg te ondersteunen. De BgZ kan daarvoor worden gedeeld of uitgewisseld.

De BgZ is inmiddels omarmd als landelijke standaard en wordt nu met voorrang geïmplementeerd; dat geeft focus en levert het snelst profijt op voor de meeste patiënten en zorgverleners. De BgZ geeft focus bij zorgorganisaties, zorgverleners, leveranciers, overheid en ketenpartners bij de implementatie van zibs in zorgsystemen.

Steeds meer partijen zijn de BgZ aan het implementeren in hun EPD's en andere technische systemen, zoals de umc's, de algemene ziekenhuizen (VIPP), organisaties op het gebied van de care en de ggz, organisaties in de eerste lijn. De BgZ wordt ook gebruikt voor persoonlijke gezondheidsomgevingen (PGO's) via het programma MedMij.

De zibs en BgZ worden technisch beheerd door Nictiz. Functioneel beheer en eigenaarschap ligt bij de veldpartijen. Voor de zibs en BgZ geldt dat naarmate er meer ervaring opgedaan wordt met het gebruik, het voor de hand ligt dat er op enig moment, op zorgvuldige wijze en in goed overleg met betrokken partijen, aanpassingen gedaan zullen worden om de inhoud van de BgZ en nieuwe zibs nog beter te laten aansluiten op het doel.

In de BgZ en de zibs worden gegevens eenduidig vastgelegd volgens (inter)nationale standaarden, zoals de terminologie 'Snomed CT'.

Snomed CT is de voorkeursterminologie voor Registreren aan de bron. Snomed CT is een woordenboek van medische termen. Iedere term uit dat woordenboek is gekoppeld aan een code. Die code wordt 'begrepen' door computers en maakt uitwisseling dus mogelijk. Snomed CT bevat dus gekoppelde termen en codes. Voorbeeld: bloeddruk (*blood pressure*, bp) heeft code 75367002. In ◘fig. 10.2 wordt de samenhang van de zib en Snomed CT schematisch weergeven.

De kern van het model is dat voor het implementeren van zorg-ICT-oplossingen in de praktijk afspraken gemaakt moeten worden op de vijf lagen die zijn weergegeven in de eerste kolom. De tweede kolom laat zien waarover dan concreet afspraken gemaakt moeten worden. In de vierde kolom is aangegeven welke stakeholders betrokken zijn bij het maken van de afspraken. In de derde kolom is te zien wat de afspraken voor een concrete implementatie inhouden. Die afspraken moeten altijd per casus worden gemaakt.

Snomed CT is van oorsprong Engelstalig, maar is en wordt vertaald naar het Nederlands. De onderliggende codes zijn dezelfde. Snomed CT zorgt ervoor dat nationaal en internationaal uitwisselen van informatie mogelijk is. Snomed CT kent ook heel veel synoniemen, die vanzelfsprekend naar dezelfde code leiden. Voorbeeld: blindedarmontsteking heeft een bepaalde code, en appendicitis heeft diezelfde code.

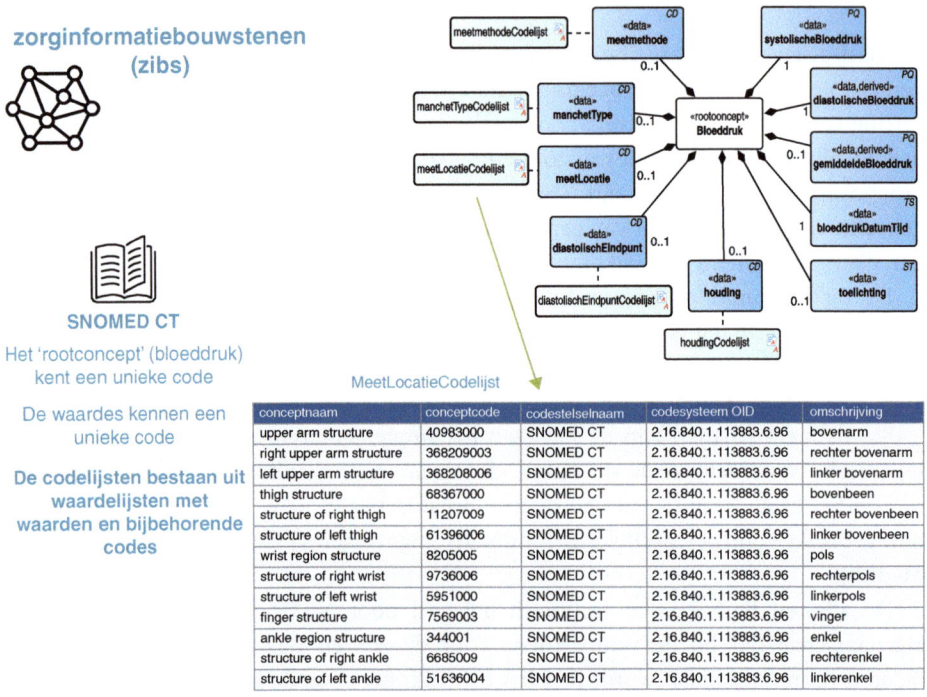

◘ **Figuur 10.2** Samenhang zib en Snomed CT

Met het gebruik van terminologiesystemen als Snomed CT in de zorgdocumentatie kan vervolgens op eenvoudige wijze de conversie naar een classificatiesysteem als ICD-10 (de internationaal gehanteerde lijst van ziekten die wordt bijgehouden door de Wereldgezondheidsorganisatie) plaatsvinden. Steeds meer Snomed CT-termen zijn beschikbaar voor de Nederlandse zorg. Snomed CT wordt in Nederland beheerd door Nictiz.

- **Verrichtingen en diagnosethesaurus**

De verrichtingenthesaurus (VT) en diagnosethesaurus (DT) zijn belangrijke hulpmiddelen bij Registratie aan de bron. De VT en DT zijn lijsten van klinisch relevante verrichtingen- of diagnosetermen die zorgverleners helpen bij het eenduidig vastleggen van de verrichtingen en de diagnose, op zo'n manier dat de gegevens kunnen worden hergebruikt.

De DT wordt gebruikt in de zib 'probleem', bijvoorbeeld bij 'probleemnaam'. In de zib 'verrichting' zit de 'verrichtingtypecodelijst' en die lijst wordt gevuld door de VT. De termen in de VT en DT zijn gebaseerd op Snomed CT-termen, en daarmee 'onder de motorkap' ook gekoppeld aan Snomed CT-codes. Gebruik van de VT en DT zorgt dus voor eenduidig vastleggen (eenheid van taal).

De thesauri zijn ontwikkeld door Dutch Hospital Data (DHD), in opdracht van de NFU, waarbij de FMS, wetenschappelijke verenigingen, Nictiz, het RIVM en de ziekenhuizen en umc's ook betrokken waren. Van de ingevoerde diagnoses wordt automatisch een afleiding gemaakt naar één of meer ICD10-codes, DBC-diagnosetyperingen en ZA-codes.

10.3.2 Werken aan mentale transitie van de zorgprofessionals

Zorgprofessionals mogen op een goede dossiervoering worden aangesproken; het is een wezenlijk onderdeel van hun professionele taak. Dat goede dossiervoering betekent dat zorginformatie eenduidig en op een afgesproken plek moet worden vastgelegd, is nog lang niet voor iedereen bekend of vanzelfsprekend. Dit betekent dat nadrukkelijk moet worden ingezet op het overtuigen van zorgverleners om een goede zorgdocumentatie te hanteren, en het belonen hiervan. Het is niet zo moeilijk uit te leggen waarom de evaluatie van kwaliteit van zorg vanuit de primaire zorgdocumentatie belangrijk en wenselijk is, maar dit moet dan vervolgens wel gebeuren. Een belangrijke aanzet tot anders en beter vastleggen ontstaat als professionals de terugkoppeling van de gegevens krijgen en merken dat zij gegevens kunnen gebruiken voor het verbeteren van het professionele handelen. Ook het kunnen terugwinnen van tijd – doordat door goede vastlegging de administratie- en registratielast vermindert – is een belangrijke trigger voor gedragsverandering.

Registratie aan de bron voelt zich medeverantwoordelijk voor het blijvend agenderen van het belang van eenduidig en eenmalig vastleggen voor hergebruik, en voor het wijzen op de gedragsaspecten die daarbij horen. Een instrument dat hiervoor ingezet kan worden is bijvoorbeeld de *serious game*. De serious game is een interventie die zich inmiddels bewezen heeft en die Registratie aan de bron ontwikkelde om deelnemers op interactieve wijze te laten ervaren welke uitdagingen bestaan rond het eenmalig vastleggen van zorginformatie in het EPD, ten einde hergebruik mogelijk te maken. Deelnemers worden zich tijdens de game (en in de nabespreking) bewust van het belang ervan en geactiveerd om zelf een bijdrage te leveren aan de verbetering van de kwaliteit van de dossiervoering. Ook is inmiddels gebleken dat door het intensiveren van betere en meer toegepaste training en opleiding aan de zorgprofessionals met het werken met het EPD resultaat geboekt worden. Wereldwijd laat KLAS Research door onderzoek zien dat de mate waarin gebruikers zijn getraind in het werken met het EPD een van de drie algemene sleutelfactoren is voor gebruikerstevredenheid met dat EPD. In Nederland investeerde onder andere het Radboudumc in de EPD-training door dokters voor dokters, met positieve resultaten in de vorm van hervonden werkplezier en teruggewonnen tijd door de afname van administratieve lasten.

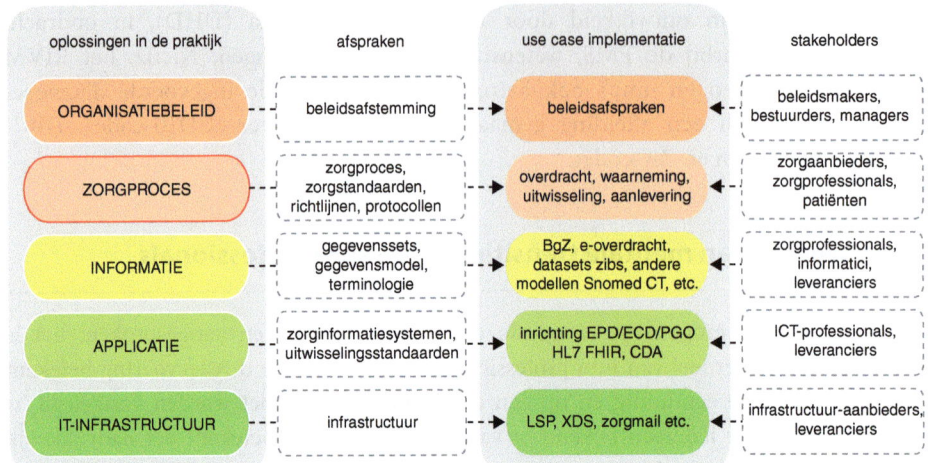

◘ Figuur 10.3   Het lagenmodel is de basis voor het model van uitwisseling

10.3.3 Implementatie in de systemen (regie op implementatie)

Om Registreren aan de bron een staande praktijk te maken, is het belangrijk dat de zorginformatie naast eenduidig vastgelegd ook echt uitgewisseld kan worden. Hoe zorgen we ervoor dat het ook zorgbreed gaat werken? Dat vraagt om spelregels voor implementatie. De ICT-oplossingen die zorgen voor eenheid van taal en uitwisselbaarheid moeten dus geïmplementeerd worden. Op verschillende niveaus moeten afspraken en keuzes worden gemaakt voor implementatie: op het niveau van het organisatiebeleid, in het zorgproces over wat er wordt vastgelegd, maar ook op de niveaus van informatie, applicatie en IT-infrastructuur moeten keuzes worden gemaakt. Zo moet worden gekozen welke gegevenssets en -modellen er worden gebruikt voor een specifiek informatiesysteem, welke uitwisselingsstandaard als 'envelop' voor de uit te wisselen zorginformatie wordt gebruikt, en via welke infrastructuur de uitwisseling zal plaatsvinden.

Nu wordt door zorginstellingen het wiel vaak opnieuw uitgevonden en blijkt het lastig om goede voorbeelden te delen, op te schalen, samen efficiencyvoordelen te halen en het gebruik/de toepassing te versnellen. Daarom heeft Registratie aan de bron in 2018 een start gemaakt om op landelijk niveau meer helderheid en afstemming te krijgen over al deze implementatiegerelateerde zaken. In 2019 moeten die regieafspraken concreter worden.

Uitgangspunt bij die regieafspraken is het model van uitwisseling op basis van het lagenmodel dat door Nictiz wordt gebruikt. Dat model beschrijft dat er op vijf niveaus afspraken gemaakt moeten worden om een zorg-ICT-oplossing in de praktijk te kunnen implementeren. Dat geldt voor elke praktijkimplementatie, of het nu gaat om de uitwisseling van gegevens tussen patiënt (PGO) en huisarts (HIS), of een overdracht van een patiënt van een ziekenhuis (EPD) naar een verpleeghuis (ECD). De kern van dat model is weergegeven in ◘ fig. 10.3.

10.4 Baten en kosten

In de afgelopen jaren is het begrip Registreren aan de bron zorgbreed steeds verder ingeburgerd, maar toch is uitwisseling van gegevens volgens het principe 'eenduidig en eenmalig vastleggen voor hergebruik' nog geen praktijk. Een gezamenlijke en blijvende inzet is nodig om ervoor te zorgen dat patiënten en zorgverleners altijd en overal kunnen beschikken over de benodigde zorginformatie. Het is echter een belangrijk gegeven dat ook hier de kosten voor de baten uitgaan. Eenduidig en eenmalig vastleggen vraagt van zorgprofessionals dat ze zich gezamenlijk (en in samenwerking met onder andere IT'ers en informatici) buigen over wat zij vast willen leggen in het zorgproces, wie in de keten dat doet en waar in het dossier dat dan gebeurt, en dat kost tijd. Maar de winst, die komt, zo blijkt bijvoorbeeld in de hoofdhalsketen in het Radboudumc: 'Artsen ervaren meer continuïteit in het zorgproces doordat precies is vastgelegd en afgestemd in het EPD wat wanneer in het zorgproces gebeurt, en wie wat waar en wanneer vastlegt. Ook ervaren zij tijdswinst; tijd die nu weer meer aan de patiënt besteed kan worden. Door gelijktijdig te investeren in de training van dokters met het EPD, nam de administratietijd met 70 % af.' Als dat geen wenkend perspectief is…

Deel IV Naar zorg op afstand

Hoofdstuk 11 Thuismeten – 83
Daan Dohmen

Hoofdstuk 12 E-Health als aanvulling voor chronisch zieken – 91
Esther Talboom-Kamp

Hoofdstuk 13 Het ziekenhuis van de toekomst is een digitaal netwerk – 99
Jeroen Tas

Thuismeten

Daan Dohmen

11.1 Inleiding – 84

11.2 Het ziekenhuis thuis – 84

11.3 Het nut van thuismeten – 86

11.4 Patiëntervaringen en onderzoek – 86

11.5 Ten slotte – 89

Geraadpleegde literatuur – 89

© Bohn Stafleu van Loghum is een imprint van Springer Media B.V., onderdeel van Springer Nature 2019
F. Kreier en I. Verberk-Jonkers (Red.), *De dokter en digitalisering*,
https://doi.org/10.1007/978-90-368-2161-2_11

11.1 Inleiding

Thuismeten (of telemonitoring genoemd) is een zorginnovatie die bepaalde vormen van ziekenhuiszorg thuis mogelijk maakt.

> **Casus**
>
> John Diederik uit het Gelderse Hengelo is een tevreden gebruiker van deze zorg op afstand. Hij heeft onder meer last van zijn hart, longen en nieren. De tijd die John en zijn vriendin anders kwijt zijn aan bezoeken aan de dokter of het ziekenhuis, gaat nu naar de dingen die het leven leuk en interessant maken. 'Het is geweldig om te zien hoeveel technologische oplossingen er zijn, en nu dus ook voor zorg,' vertelt hij.

Door thuismeten kunnen zorgverleners een effectieve behandeling geven aan de patiënt in zijn thuissituatie. Patiënten krijgen een beter inzicht in en controle op het eigen ziekteverloop en de kwaliteit van leven gaat met sprongen vooruit. Ze hoeven minder vaak naar het ziekenhuis en doordat ze zelf de regie nemen over hun gezondheid gaan ze vaak ook gezonder leven. Het is daarom belangrijk dat dokters weten hoe thuismeten werkt en hoe zij daarmee de zorg kunnen doorontwikkelen.

11.2 Het ziekenhuis thuis

Om het concept 'ziekenhuis thuis' te begrijpen, kijken we eerst naar het traditionele zorgproces. Door de zorg naar thuis te verplaatsen – onder meer door de inzet van thuismeten – wordt de zorg meer 'tijd- en plaatsonafhankelijk' geleverd. Hierdoor ontstaat er een nieuw zorgproces, het zogenoemde 'telemonitoringmodel' (◘ fig. 11.1), waarbij data over de (gezondheids)situatie slim en nuttig verzameld en toegepast wordt, zodat patiënten beter of effectiever worden geholpen. Deze efficiëntie ontstaat door onder meer gebruik te maken van digitale hulpmiddelen. Waar sommige patiënten maar één keer per jaar door de dokter gezien worden, is er nu een constante monitoring in de thuissituatie mogelijk. En voor patiënten waarbij het erg vermoeiend is om naar het ziekenhuis te komen, vinden deze bezoeken nu alleen plaats wanneer dat echt nodig is. Als de patiënt hulp nodig heeft, kan de dokter direct zelf een videocontact met de patiënt thuis starten, de melding doorzetten naar een collega of een extra meetmoment instellen.

- **Hoe werkt het?**

Het 'ziekenhuis thuis' werkt met behulp van thuismeetprogramma's (bijvoorbeeld cVitals van FocusCura). Deze thuismeetprogramma's zijn er voor diverse chronische ziekten zoals hartfalen, resistente hypertensie en COPD. De dokter bepaalt samen met de patiënt welke meetwaarden (zoals bloeddruk, hartslag, gewicht, SpO_2 of gevalideerde

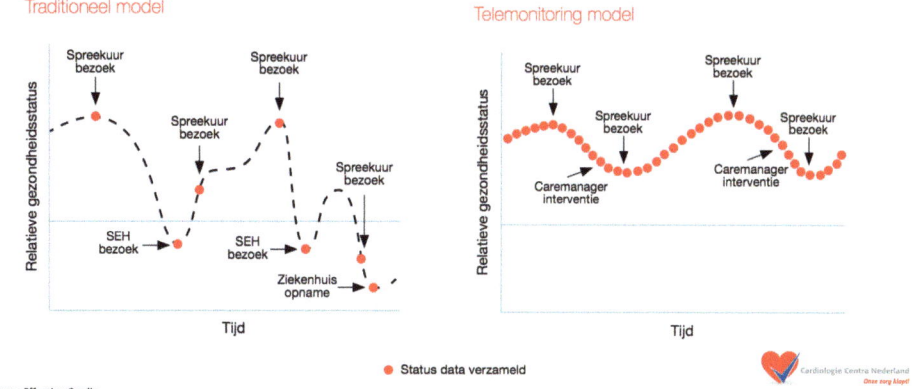

Figuur 11.1 Traditioneel model versus telemonitoringmodel

vragenlijsten) belangrijk zijn en op welke momenten de metingen gedaan en opgestuurd zullen worden. Daarnaast stelt de dokter zelf patiëntspecifieke drempelwaardes in. Zodra de waarden van de patiënt afwijken, kan de dokter op afstand hulp verlenen, bijvoorbeeld door de voorgeschreven medicatie aan te passen, waardoor erger wordt voorkomen. Zo kunnen uitschieters in de gezondheidsstatus van patiënten voorkomen worden, met een verlaging in spoedbezoeken tot gevolg. Blijft een meting binnen de ingestelde drempelwaardes, dan is er geen actie nodig.

- **Betrouwbaar en werkbaar**

Diverse thuismeetprogrammas hebben een CE-markering Medisch Hulpmiddel en dan geldt dat er alleen gewerkt mag worden met betrouwbare meetapparatuur en (gevalideerde) vragenlijsten. Ook is er meestal een koppeling met EPD, HIS, ZIS en zorgcentrale, zodat er een goed werkende integratie mogelijk is met het eigen systeem. Op deze manier kunnen thuis de gemeten data en alarmen bij afwijkingen direct in het EPD ingezien worden.

- **Bekostiging e-Health**

In het algemeen geldt dat als bestaande, reeds verzekerde zorg in e-Health-vorm wordt aangeboden – zoals thuismeten – deze verzekerd blijft als de samenstelling en de effectiviteit ervan niet wezenlijk verandert ten opzichte van de oorspronkelijke zorg. Ook zal er in elk geval een behandelrelatie moeten bestaan tussen patiënt en behandelaar. In het rapport 'Wegwijzer bekostiging e-health' van de Nederlandse Zorgautoriteit (NZa) (►www.rijksoverheid.nl/documenten/rapporten/2017/10/12/wegwijzer-bekostiging-e-health-overzicht-per-zorgsector) is in detail per sector terug te lezen welke mogelijkheden er zijn qua bekostiging. Voor thuismeten staan de regelingen en declaratiemogelijkheden beschreven.

11.3 Het nut van thuismeten

Thuismeten in de ziekenhuiszorg en thuiszorg is een medische interventie die gericht moet worden ingezet en niet zomaar voor iedere patiënt zinvol is. Soms is er geen indicatie voor extra meetmomenten of stelt deze methode te hoge eisen aan de gebruiker. Op dit moment wordt thuismeten het vaakst ingezet bij patiënten met een chronische aandoening, zoals COPD, hartfalen en resistente hypertensie. Doordat zij thuis gemonitord worden, hoeven ze minder vaak naar het ziekenhuis te komen.

- Geruststelling

Voor patiënten met een chronische ziekte is het verloop van de ziekte vaak erg onvoorspelbaar. Daarom is het voor de patiënt een geruststellende gedachte dat de dokter meer inzicht krijgt in het ziekteverloop en ook daadwerkelijk 'meekijkt'. Pas als er een afwijking in het patroon is van een patiënt of als de patiënt zich zorgen maakt, neemt de dokter contact op en kunnen zij elkaar zien via videocontact. De dokter heeft zo de mogelijkheid ondersteuning te bieden en actief mee te denken.

- Patiënt behoudt eigen regie

Patiënten hebben met thuismeten de kans hun levensstijl aan te passen. Ze zien direct het gevolg van beslissingen doordat zij vaker thuismeten via een app op hun smartphone, tablet of computer. Vaak is het gevolg dat een patiënt vrij snel minder of in bepaalde gevallen zelfs geen medicatie meer nodig heeft. Samen met de dokter bepaalt de patiënt wanneer hij de meetmomenten instuurt. Dit kan 24/7 en overal, dus ook vanuit het buitenland. Zo houdt de patiënt de eigen regie en dat is belangrijk.

11.4 Patiëntervaringen en onderzoek

Triple Aim (fig. 11.2) is een aanpak die staat voor het duurzaam organiseren van de zorg, waarbij drie doelstellingen een rol spelen: het bevorderen van een 'gezonde populatie', het verbeteren van de 'ervaren kwaliteit van de zorg' en het verlagen van de 'kosten per capita'. Aan de hand van dit principe is het thuismeten onderzocht.

- Gezondere mensen door telemonitoring

Als bewijs voor 'gezondere mensen door telemonitoring' kijken we naar effecten van digitale zorg, zoals die van telemonitoring in de populatie zelf. We zien dat patiënten minder klachten ervaren, er minder exacerbaties zijn of een verbeterde bloeddruk gemeten wordt. Zo is het onderzoek van professor Milani (Milani et al. 2017) overtuigend waar het gaat om verbeteringen van bloeddruk. In zijn onderzoek werd gekeken in welke mate virtuele zorg met *connected devices* de bloeddruk bij patiënten kon verbeteren. Maar liefst 71 % behaalde na 90 dagen de doelbloeddruk (ten opzichte van 31 % bij de niet-digitale groep) met een gemiddelde afname van 14/5 mmHg.

11.4 · Patiëntervaringen en onderzoek

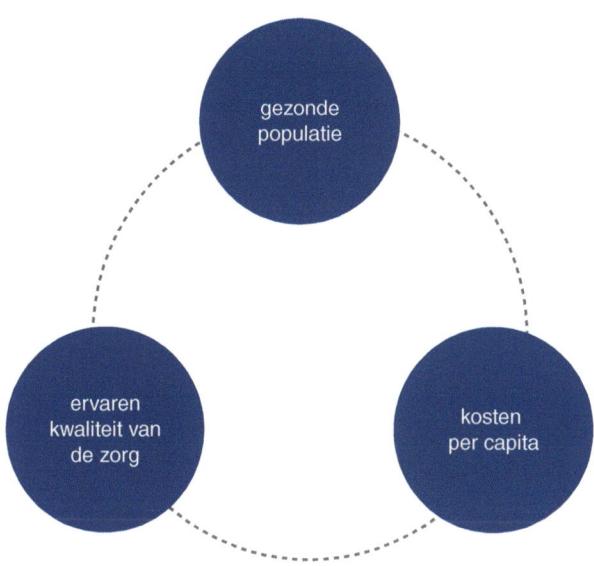

Figuur 11.2 Triple Aim

Ook zijn de eerste resultaten van de e-Health-dienst Hartwacht (▶ https://fc.care/hartwacht) indrukwekkend; zo kreeg 64 % van de resistente hypertensiepatiënten de hoge bloeddruk in drie maanden onder controle. Gemiddeld daalde de bloeddruk bij patiënten die meedoen aan Hartwacht van 157/89 mmHg naar 132/84 mmHg.

- **Patiënten ervaren betere kwaliteit van zorg**

Bewijs voor de verbetering van de patiëntbeleving of -ervaring valt in de categorie 'soft bewijs' in vergelijking tot doelmatigheid- of effectiviteitsstudies, maar is zeker niet onbelangrijk. Ziekenhuizen die telemonitoring inzetten laten indrukwekkende resultaten zien onder patiënten (zie kader). Zo laat een evaluatie onder 23 patiënten van het St. Anna Ziekenhuis, Zuidzorg en SGE zien dat 92 % betere zorg ervaart. In een thuismeetprojectevaluatie bij COPD en hartfalen zien we dat 81 % van de hartfalenpatiënten en 68 % van de COPD-patiënten betere zorg ervaart.

Ook ander wetenschappelijk onderzoek laat de voordelen meer en meer zien. Een grote studie (Cardozo en Steinberg 2010) onder 851 kwetsbare ouderen met COPD, hartfalen, diabetes of hypertensie die net ontslagen zijn uit het ziekenhuis, toont aan dat telemonitoring (thuismeten op diverse waarden zoals bloeddruk, gewicht, hartslag en zuurstofsaturatie) positieve effecten heeft. De ervaren kwaliteit van zorg vond 66 % van de patiënten verbeterd en de patiënttevredenheid was zelfs ruim 90 %. Ook het onderzoek van Mcdowell (Mcdowell et al. 2015) is interessant om te noemen. In dit onderzoek onder COPD-patiënten werd op basis van vragenlijsten aangetoond dat telemonitoring leidde tot een ziektespecifieke verbeterde kwaliteit van leven en minder angst onder patiënten.

Steeds meer projecten laten zien dat patiënten zeker een mening hebben over dit soort e-Health-voorzieningen. Zo blijkt uit de Nictiz eHealth-monitor van 2017 (▶www.nictiz.nl/ehealth/ehealth-monitor/ehealth-monitor-2017) dat meer dan de helft van de zorggebruikers graag gebruik zou willen maken van online contact met de zorgverlener. Ook blijkt dat diegenen die er al gebruik van maken, positiever staan tegenover online contact en de ervaringen ermee.

Projectevaluaties onder patiënten
Patiëntenevaluatie op basis van TAM (n = 112)

Hartfalenpatiënten:
- 81 % ervaart betere zorg;
- 88 % raadt telemonitoring aan andere patiënten aan.

COPD-patiënten:
- 68 % ervaart betere zorg;
- 80 % raadt telemonitoring aan andere patiënten aan.

Evaluatie St. Anna Ziekenhuis, Zuidzorg en SGE (6 mnd, n = 23):
- 92 % ervaart betere zorg;
- 75 % ervaart een veiliger gevoel;
- 100 % raadt telemonitoring aan andere patiënten aan.

Lagere zorgkosten bij inzet telemonitoring

Het is nog niet zo eenvoudig om te meten of de zorgkosten dalen door gebruik van telemonitoring, aangezien dit vooral te maken heeft met de wijze waarop zorg 'verrekend' wordt.

Wetenschappelijk onderzoek laat in het algemeen minder exacerbaties en minder ziekenhuisopnames zien, zoals in het onderzoek van Pedone (Pedone et al. 2013) waar de inzet van telemonitoring bij een groep van 50 COPD-patiënten vergeleken werd met een controlegroep. Ook bij hartfalenpatiënten zijn vergelijkbare resultaten zichtbaar. Onderzoek laat zien dat met de inzet van telemonitoring in 30 en 90 dagen (her)opnames substantieel daalden, waarbij de kosten zelfs 11,3 % lager waren. Ook bleek uit de meta-analyse naar e-Health-toepassingen van Elbert en van Os-Medendorp (Elbert et al. 2014) dat de meeste e-Health-interventies kosteneffectief zijn of op zijn minst *promising results* laten zien.

De genoemde daling in zorgconsumptie heeft bovendien nog een veel belangrijker effect: als we door inzet van telemonitoring dezelfde hoeveelheid patiënten kunnen bedienen met minder arbeid tegen gelijkblijvende of lagere kosten, dan is dat een boost om het almaar stijgende personeelstekort in de zorg aan te kunnen pakken.

11.5 Ten slotte

Digitale zorg versnelt, enerzijds omdat we technologie in ons dagelijks leven steeds normaler vinden en anderzijds voelen we de noodzaak om doelmatiger te werken door personeelstekorten, hogere werkdruk, wachtlijsten en stijgende zorgkosten. Om ook in de toekomst de beste zorg te leveren is thuismeten cruciaal. Zo zorgen we ervoor dat steeds meer ouderen en chronisch zieken thuis behandeld worden. 'Vroeger als patiënten klachten hadden, moesten zij wachten tot de dokter tijd had. En dat is wat mij betreft echt niet meer van deze tijd. Bij Hartwacht is er bij het ontstaan van klachten onmiddellijk contact mogelijk', vertelt dr. Igor Tulevski, cardioloog, enthousiast. 'En intrinsiek wil ik als cardioloog altijd de beste zorg leveren. Voor mij, als dokter, maar ook als bestuurder is het mijn plicht om te innoveren, de zorg door te ontwikkelen.'

Geraadpleegde literatuur

Cardozo, L., & Steinberg, J. (2010). Telemedicine for recently discharged older patients. *Telemedicine and e-Health, 16*(1), 49–55.

Elbert, N. J., Van Os-Medendorp, H., Van Renselaar, W., Ekeland, A. G., Hakkaart-van Roijen, L., Raat, H., et al. (2014), Effectiveness and cost-effectivens of eHealth interventions in somatic diseases: A systematic review of systematic reviews and meta-analysis. *Journal of Medical Internet Research, 16*(4), e110.

Mcdowell, J. E., Mcclean, S., Fitzgibbon, F., & Tate, S. (2015). A randomized clinical trial of the effectiveness of home-based health care with telemonitoring in patients with COPD. *Journal of Telemedicine and Telecare, 21*(2), 80–87.

Milani, R. V., Lavie, C. J., Bober, R. M., Milani, A. R., & Ventura, H. O. (2017). Improving hypertension control and patient engagement using digital tools. *The American Journal of Medicine, 130*(1), 14–20.

Pedone, C., Chiurco, D., Scarlata, S., & Incalzi, R. A. (2013). Efficacy of multiparametric telemonitoring on respiratory outcomes in elderly people with COPD: A randomized controlled trial. *BMC Health Services Research, 13*(1), 82.

E-Health als aanvulling voor chronisch zieken

Esther Talboom-Kamp

12.1 Inleiding – 92

12.2 Onderzoek – 92
12.2.1 COPD – 92
12.2.2 Diabetes mellitus – 94
12.2.3 Hartfalen – 95
12.2.4 Antistolling – 95

12.3 Blended care – 95

12.4 E-Health in de praktijk – 96

Geraadpleegde literatuur – 97

© Bohn Stafleu van Loghum is een imprint van Springer Media B.V., onderdeel van Springer Nature 2019
F. Kreier en I. Verberk-Jonkers (Red.), *De dokter en digitalisering*,
https://doi.org/10.1007/978-90-368-2161-2_12

12.1 Inleiding

Om het stijgend aantal chronisch zieken nu en in de toekomst adequaat te kunnen behandelen, biedt e-Health mogelijkheden om de patiënt daarin een actievere rol te geven. Er is tijd en inspanning van artsen en verpleegkundigen nodig om e-Health een volwaardige rol binnen de zorg te geven. Uiteindelijk is het doel van e-Health de gezondheidsstatus van patiënten te verbeteren en de zorg efficiënter te maken.

Het aantal chronisch zieken (inclusief diabetes mellitus, COPD, astma, hart- en vaatziekten, psychische stoornissen) neemt snel toe; in 2014 was dit 32 % van de totale Nederlandse populatie, in 2030 zal het naar verwachting 40 % zijn (RIVM 2014). De toename leidt tot verhoogde werkdruk in de gezondheidszorg, grote impact op onze maatschappij en een last voor het dagelijks leven van patiënten (Lopez-Campos et al. 2016; Go et al. 2001; Boriani et al. 2014; Ruppert et al. 2011; Heit 2005). Met de huidige wijze waarop wij de zorg aanbieden aan chronisch zieken, met standaardzorgprogramma's en protocollen, kan geen adequate moderne zorg op maat verleend worden; een fundamentele structurele verandering is nodig om aanbod en vraag op elkaar af te stemmen en om patiënten een leidende rol te geven met persoonsgerichte zorg. Door e-Health-interventies kan het zelfmanagement van patiënten toenemen, waardoor zij meer autonomie krijgen, hun kwaliteit van leven verbetert en de druk op de reguliere zorg vermindert (Gadisseur et al. 2004; McCahon et al. 2011; Finkelstein en Friedman 2000; Paré et al. 2007). Gebruik van e-Health blijft in de dagelijkse praktijk achter; het starten is complex doordat rekening gehouden moet worden met gebruiksvriendelijkheid van e-Health-producten, praktijkorganisatie, training van artsen en verpleegkundigen en met begeleiding van patiënten (Wootton 2012; BMJ Editorial 2013). Helaas zijn de meeste e-Health-platforms onvoldoende gebruikersvriendelijk en praktisch (Kennedy et al. 2013).

Persoonsgerichte zorg met e-Health heeft als doel om de ondersteuning zo goed mogelijk te laten aansluiten bij de patiënt (Eikelenboom et al. 2015). Met een screening kan in kaart gebracht worden op welk niveau chronisch zieke patiënten met zelfmanagement en e-Health aan de slag kunnen; door gerichte aandacht van zorgprofessionals voor de mogelijkheid van zelfmanagement voeren patiënten meer zelfmetingen uit en nemen ze meer de leiding over hun eigen zorgplan.

Afhankelijk van de (ernst van de) ziekte en het type patiënt, kan e-Health een waardevolle aanvulling zijn in de behandeling van een chronische ziekte (fig. 12.1).

12.2 Onderzoek

12.2.1 COPD

Gebruik van e-Health bij COPD-patiënten leidt tot wisselende resultaten; afhankelijk van de setting en de overige zorgonderdelen worden een vermindering van ziekenhuisopnames en een toename van fysieke activiteit gemeld. Uit wetenschappelijk onderzoek bij COPD-patiënten die onder medisch-specialistische begeleiding zijn, blijkt dat ondersteuning van

12.2 · Onderzoek

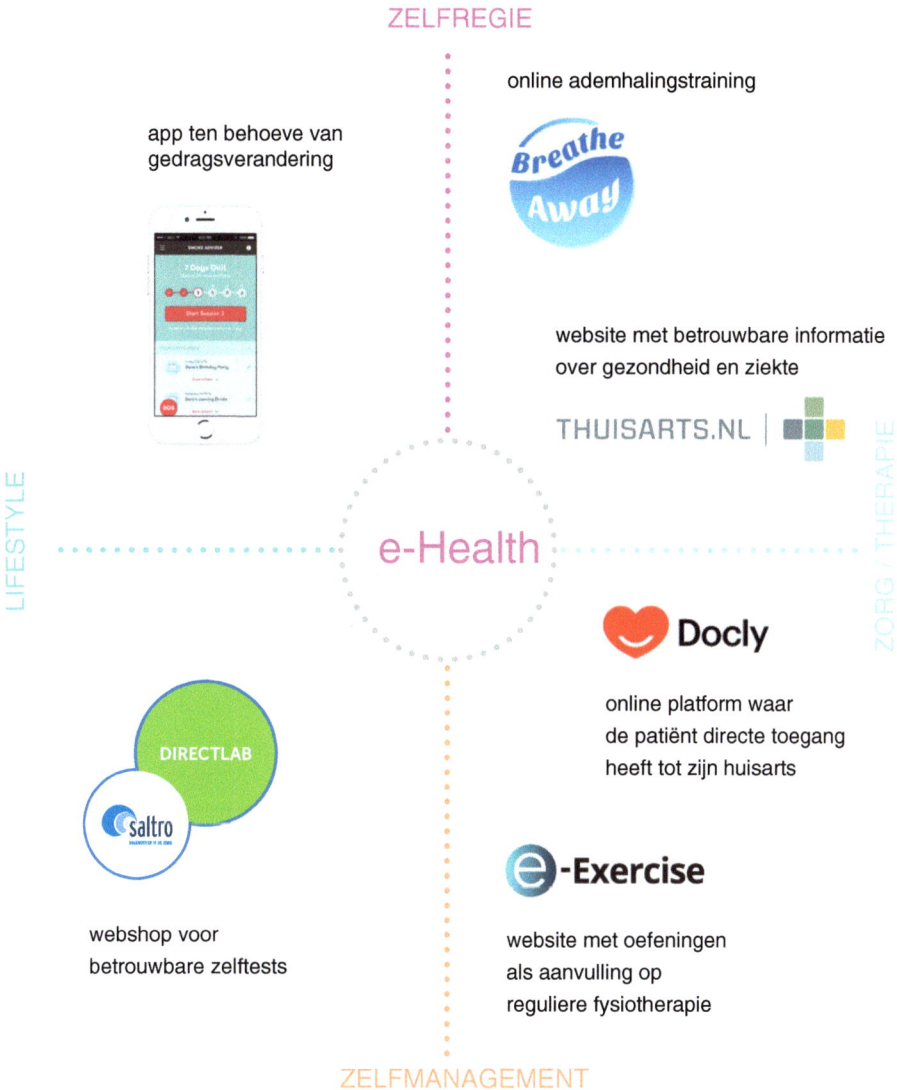

Bekijk de webadressen voor meer informatie:
StopAdvisor: https://www.thelancet.com/journals/lanres/article/PIIS2213-26001470195-X/abstract
Breathing Retraining Online: https://doi.org/10.1016/S2213-2600(17)30474-5
e-Excercise: https://www.ncbi.nlm.nih.gov/pubmed/26912378
DirectLab: http://www.de-eerstelijns.nl/wp-content/uploads/2016/11/DEL-nr9-2016_Saltro_LR.pdf
Thuisarts.nl: https://www.ncbi.nlm.nih.gov/pubmed/28186945
Docly: https://www.mdinternational.se/en/

◘ **Figuur 12.1** E-health-voorbeelden van goede kwaliteit

zelfmanagement bij patiënten met COPD leidt tot een betere en vroegere herkenning van longaanvallen (Bourbeau 2011) en tot een vermindering van de morbiditeit en ziekenhuisopnames (Effing et al. 2009; Maltais et al. 2008). In alle studies blijft het een discussiepunt of e-Health leidt tot de gunstige resultaten of de verbetering van de bestaande zorg.

In de e-Vita-COPD-studie zijn drie verschillende e-Health-programma's aangeboden aan COPD-patiënten van drie verschillende groepen met huisartsen gedurende vijftien maanden (Talboom-Kamp et al. 2016). De COPD-patienten uit de blended care-groepen (mix van reguliere zorg met e-Health) gebruikten het e-Health-platform significant meer; bovendien was het gebruik hoger bij patiënten die meer begeleiding ontvingen (Talboom-Kamp et al. 2017a, b, c). Er werden geen veranderingen in ziekte-specifieke kwaliteit van leven (CCQ) gevonden na de introductie van het e-Health-programma en er waren geen verschillen in CCQ tussen de groepen (Talboom-Kamp et al. 2017a, b, c). Het is aannemelijk dat de interventieperiode in deze studie te kort was om patiënten voldoende tijd te geven om hun leefstijl aan te passen en vervolgens een verbetering in CCQ te zien. Daarnaast zijn de standaarden van eerstelijns COPD-zorg in Nederland relatief hoog; dit zou kunnen verklaren waarom er geen verbetering in gezondheidsstatus werd gemeten na de start van het e-Health-programma. Er leek te weinig ruimte voor verbetering te zijn, vooral in deze groep COPD-patiënten met een relatief lage ziektelast. Concluderend kan op basis van bestaand onderzoek gesteld worden dat het aanbevelenswaardig is om aan COPD-patiënten langdurig e-Health-applicaties op maat te bieden.

12.2.2 Diabetes mellitus

Voor patiënten met DM type 2 is een verlaging van HbA1C aangetoond bij telemonitoring in combinatie met e-Health, coaching door zorgprofessionals, en educatie voor patiënten waarbij hen geleerd werd een helder doel te stellen (Greenwood et al. 2014). In de e-Vita-DM-studie kregen patiënten een Personal Health-record aangeboden via een verpleegkundige; na zes maanden werd minimaal gebruik geconstateerd met weinig effecten op zelfmanagementvaardigheden (Vugt et al. 2016). Uit diverse wetenschappelijke studies blijkt dat voor een succesvolle invoering van e-Health, motivatie van de patiënten en inspireren van de zorgprofessionals kritische succesfactoren zijn. Effectieve gedragsveranderingstechnieken in e-Health-applicaties voor DM type 2 zijn: feedback geven op de uitslagen en prestaties, informatie geven over de gevolgen van het eigen gedrag en praktische oplossingen geven voor problemen (Vugt et al. 2013). Effectieve e-Health-applicaties voor DM moeten dus aan deze eisen voldoen om bij te dragen aan een betere instelling van HbA1C.

12.2.3 Hartfalen

Studies rondom het effect van telemonitoring en e-Health als onderdeel van zorgprogramma's bij hartfalen laten wisselende resultaten zien. In belangwekkende studies van hoge kwaliteit is aangetoond dat er een verlaging van ziekenhuisopnames en van de mortaliteit zichtbaar is bij de inzet van e-Health (Inglis et al. 2015). Ook heeft integratie van e-Health in een zorgprogramma een positief effect op de mate waarin patiënten zelf regie nemen (Wagenaar 2017). In andere studies werd geen effect aangetoond van e-Health-interventies, er zijn echter geen negatieve effecten bekend (Hanlon et al. 2017). Concluderend kan op basis van bestaand onderzoek gesteld worden dat e-Health voor patiënten met hartfalen positief bijdraagt aan zelfregie en aan vermindering van ziekenhuisopnames.

12.2.4 Antistolling

Wanneer patiënten met antistolling door middel van e-Health zichzelf kunnen monitoren en informatie krijgen, neemt het aantal trombotische complicaties en de mortaliteit af (Heneghan et al. 2016). In de PORTALS-studie (een implementatiestudie met twee gerandomiseerde e-Health-zelfmanagementgroepen en een groep met reguliere zorg bij klassieke anticoagulantia) werden geen verschillen in e-Health-gebruik gevonden tussen groepen met e-learning en klassieke groepstraining; het gebruik bleef hoog gedurende de onderzoeksperiode van 18 maanden. Tussen de drie groepen werden geen verschillen in therapeutische controle (TTR) gevonden (Talboom-Kamp et al. 2017a, b, c). Verdere verbetering door een zelfmanagementprogramma (inclusief scholing) was moeilijk te realiseren voor deze groep patiënten die reeds zorg van hoge kwaliteit kreeg; er was te weinig ruimte voor verbetering. Een klassieke groepstraining en e-learning hadden een vergelijkbaar effect op antistollingscontrole in de zelfmanagementgroepen; een goed e-learning programma is voor patiënten een geschikt alternatief voor arbeidsintensieve groepstrainingen. Concluderend kan gesteld worden dat e-Health-applicaties (inclusief e-learning) deze groep patiënten goed kan ondersteunen bij het voorkomen van complicaties.

12.3 Blended care

De resultaten van diverse studies laten het belang zien van blended care; wanneer e-Health een volwaardig onderdeel is van het zorgprogramma met intensieve training van professionals, inclusief persoonlijke begeleiding voor patiënten, wordt het e-Health-platform significant vaker gebruikt. Wetenschappelijk onderzoek naar e-Health laat wisselende resultaten zien, afhankelijk van de ernst van de ziekte, de ziekte zelf, de mate waarin zorgprofessionals getraind worden, de organisatie van de zorg aangepast wordt aan het aanbod van e-Health en de kwaliteit van de e-Health-platforms. Bij langduriger e-Health-gebruik wordt een betere kwaliteit van leven beschreven bij diabetes, hartfalen en astma (Hanlon et al. 2017).

Blended care wordt in de geestelijke gezondheidszorg al geruime tijd toegepast; uit evaluaties blijkt dat een persoonlijke mix van consulten met digitale benadering leidt tot effectieve behandeling (Wentzel et al. 2016).

Bij de start van e-Health is training en opleiding van de zorgprofessionals een kritische succesfactor (Ross et al. 2016). Uit een Nederlandse studie blijkt dat goed opgeleide huisartsen een belangrijke rol vervullen om patiënten te motiveren tot gedragsverandering (Bos-Touwen et al. 2017).

Wat opvalt bij diabetespatiënten en bij patiënten met stollingsproblemen is dat het gebruik van het platform hoog blijft gedurende de onderzoeksperiodes. Uit kwalitatieve interviews blijkt dat de gebruikte platforms grote praktische waarde had voor hun dagelijks leven, omdat ze zichzelf konden prikken, monitoren en doseren. Dat motiveerde tot blijvend gebruik, omdat technologieën eerder omarmd worden wanneer het gebruik eenvoudig is en er mogelijkheden zijn voor zelfmonitoring, feedback en interactie met de zorgverlener (Nijland et al. 2011; Greenwood et al. 2014).

12.4 E-Health in de praktijk

Uit verschillende studies blijkt dat het gebruik van e-Health binnen zorgprogramma's voor chronisch zieken niet direct leidt tot een verbetering van de gezondheidsstatus binnen onderzoeksperiodes, met uitzondering van specifieke interventies bij diabetes mellitus type 2, hartfalen en stollingsproblemen. Bovendien was een aanzienlijke inspanning nodig om zorgprofessionals op te leiden en patiënten te motiveren om aan de slag te gaan en te blijven met e-Health. Desalniettemin zijn er voldoende aanwijzingen dat e-Health de beoogde verbetering op de langere termijn zal opleveren. Daarvoor is aanzienlijke inspanning noodzakelijk, waarbij de volgende succesfactoren van belang zijn: opleiding van professionals rondom zelfmanagement en de gelijkwaardige rol die dat vereist, begeleiding op maat van patiënten in het juiste gebruik van e-Health en een goed gebruiksvriendelijk e-Health-platform.

Allereerst is ondersteuning en scholing van zorgprofessionals noodzakelijk om een meer coachende en begeleidende rol aan te kunnen nemen met de bijbehorende gesprekstechnieken. Vervolgens kan de verpleegkundige een rol spelen in training, coaching en begeleiding van patiënten om hen te informeren over en motiveren voor e-Health. Ten slotte moet een e-Health-applicatie gezocht worden die afgestemd is op de wensen van patiënten; laat hen zelf meekijken en beoordelen alvorens een keuze te maken.

Wat levert het op voor artsen? Meer mogelijkheden om in te spelen op variabele wensen van patiënten ten aanzien van hun autonomie en eigen verantwoordelijkheid. Dat kan leiden tot een nieuwe en interessante professionele invulling van het vak en wellicht tot een effectievere relatie met patiënten. Na de initiële investering maakt blended care wellicht beter planbare zorg met tijdwinst mogelijk.

Wat levert het op voor patiënten? Makkelijk (digitaal) bereikbare zorg op maat, op alle tijdstippen, met verbetering van de regie over de eigen gezondheid en nieuwe mogelijkheden voor leefstijlverandering. Dat maakt het dagelijks leven met een chronische ziekte op termijn waarschijnlijk beter hanteerbaar en voorspelbaar.

Geraadpleegde literatuur

BMJ Editorial (2013). Interventions to enhance self-management support. *BMJ, 346*, f3949.
Boriani, G., Diemberger, I., Ziacchi, M., Valzania, C., Gardini, B., Cimaglia, P., et al. (2014). AF burden is important – Fact or fiction? *International Journal of Clinical Practice, 68*(4), 444–452. ▶ https://doi.org/10.1111/ijcp.12326.
Bos-Touwen, I. D., Trappenburg, J. C. A., Van der Wulp, I., Schuurmans, M. J., & De Wit, N. J. (2017). Patient factors that influence clinicians' decision making in self-management support: A clinical vignette study. *PLOS ONE*. ▶ https://doi.org/10.1371/journal.pone.0171251.
Bourbeau, J. (2011). Effect of an action plan with ongoing support by a case manager on exacerbation-related outcome in patients with COPD: A multicentre randomised controlled trial. *Thorax, 66*(11), 977–984.
Effing, T., Kerstjens, H., Van der Valk, P., Zielhuis, G., & Van der Palen, J. (2009). (Cost)-effectiveness of self-treatment of exacerbations on the severity of exacerbations in patients with COPD: The COPE II study. *Thorax, 64*(11), 956–962. PMID:19736179.
Eikelenboom, N., Smeele, I., Faber, M., Jacobs, A., Verhulst, F., Lacroix, J., et al. (2015). Validation of Self-Management Screening (SeMaS), a tool to facilitate personalised counselling and support of patients with chronic diseases. *BMC Family Practice, 11*(16), 165. ▶ https://doi.org/10.1186/s12875-015-0381-z.
Finkelstein, J., & Friedman, R. H. (2000). Potential role of telecommunication technologies in the management of chronic health conditions. *Disease Management & Health Outcomes, 8*, 57–63. ▶ https://doi.org/10.2165/00115677-200008020-00001.
Gadisseur, A. P. A., Kaptein, A. A., Breukink-Engbers, W. G. M., Van der Meer, F. J. M., & Rosendaal, F. R. (2004). Patient self-management of oral anticoagulant care vs. management by specialized anticoagulation clinics: Positive effects on quality of life. *Journal of Thrombosis and Haemostasis, 2*(4), 584–591. ▶ https://doi.org/10.1111/j.1538-7836.2004.00659.x.
Go, A. S., Hylek, E. M., & Phillips, K. A. (2001). Prevalence of diagnosed atrial fibrillation in adults. National implications for rhythm management and stroke prevention: The AnTicoagulation and Risk Factors In Atrial Fibrillation (ATRIA) study. *JAMA, 285*(18), 2370–2375. ▶ https://doi.org/10.1001/jama.285.18.2370.
Greenwood, D. A., Young, H. M., & Quinn, C. C. (2014). Telehealth remote monitoring systematic review; structured self-monitoring of blood glucose and impact on A1C. *Journal of Diabetes Science and Technology, 8*(2), 378–389.
Hanlon, P., Daines, L., Campbell, C., McKinstry, B., Weller, D., & Pinnock, H. (2017). Telehealth interventions to support self-management of long-term conditions: A systematic meta review of diabetes, heart failure, asthma, chronic obstructive pulmonary disease, and cancer. *Journal of Medical Internet Research, 19*(5), e172. ▶ https://doi.org/10.2196/jmir.6688.
Heit, J. A. (2005). Venous thromboembolism: Disease burden, outcomes and risk factors. *Journal of Thrombosis and Haemostasis, 3*, 1611–1617.
Heneghan, C. J., Garcia-Alamino, J. M., Spencer, E. A., Ward, A. M., Perera, R., Bankhead, C., et al. (2016). Self-monitoring and self-management of oral anticoagulation. *Cochrane Heart Group*. ▶ https://doi.org/10.1002/14651858.CD003839.pub3.
Inglis, S. C., Clark, R. A., Dierckx, R., Prieto-Merino, D., & Cleland, J. G. F. (2015). Structured telephone support or non-invasive telemonitoring for patients with heart failure. *Cochrane Database of Systematic Reviews*, (10), CD007228.
Kennedy, A., Bower, P., Reeves, D., Blakeman, T., Bowen, R., Chew-Graham, C., et al. (2013). Implementation of self management support for long term conditions in routine primary care settings: Cluster randomised controlled trial. *BMJ, 346*, f2882. ▶ https://doi.org/10.1136/bmj.f2882 (Published 13 May 2013).
Lopez-Campos, J. L., Tan, W., & Soriano, J. (2016). Global burden of COPD. *Respirology, 21*, 14–23. ▶ https://doi.org/10.1111/resp.12660.
Maltais, F., Bourbeau, J., Shapiro, S., Lacasse, Y., Perrault, H., Baltzan, M., et al. (2008). Effects of home-based pulmonary rehabilitation in patients with chronic obstructive pulmonary disease: A randomized trial. *Annals of Internal Medicine, 149*(12), 869–878. PMID: 19075206.
McCahon, D., Murray, E. T., Murray, K., Holder, R. L., & Fitzmaurice, D. A. (2011). Does self-management of oral anticoagulation therapy improve quality of life and anxiety? *Family Practice, 28*(2), 134–140. ▶ https://doi.org/10.1093/fampra/cmq089.
Nictiz en Nivel (2017). *EHealth-monitor*. Verkregen van ▶ https://www.ehealth-monitor.nl/.
Nijland, N., Gemert van-Pijnen, J. E. W. C., Kelders, S. M., Brandenburg, B. J., & Seydel, E. R. (2011). Factors influencing the use of a web-based application for supporting the self-care of patients with type 2

diabetes: A longitudinal study. *Journal of Medical Internet Research, 13*(3), e71. ▶ https://doi.org/10.2196/jmir.1603.

Overzicht standaarden in de zorg: ▶ https://www.nictiz.nl/overzicht-standaarden/.

Paré, G., Jaana, M., & Sicotte, C. (2007). Systematic review of home telemonitoring for chronic diseases: The evidence base. *Journal of the American Medical Informatics Association, 14,* 269–277. PMID: 17329725.

RIVM (2014). *Toekomstverkenning. Een gezonder Nederland met meer chronisch zieken.*
Bilthoven: Rijksinstituut voor Volksgezondheid en Milieu. Verkregen van ▶ http://www.rivm.nl/Documenten_en_publicaties/Algemeen_Actueel/Nieuwsberichten/2014/Toekomstverkenning_RIVM_Een_gezonder_Nederland_met_meer_chronisch_zieken.

Ross, J., Stevenson, F., Lau, R., & Murray, E. (2016). Factors that influence the implementation of e-health: A systematic review of systematic reviews (an update). *Implementation Science, 11,* 146. ▶ https://doi.org/10.1186/s13012-016-0510-7.

Ruppert, A., Steinle, T., & Lees, M. (2011). Economic burden of venous thromboembolism: A systematic review. *Journal of Medical Economics, 14*(1). ▶ https://doi.org/10.3111/13696998.2010.546465.

Talboom-Kamp, E. P. W. A., Verdijk, N. A., Blom, C. M. G., Harmans, L. M., Talboom, I. J. S. H., Numans, M. E., et al. (2016). E-Vita: Design of an innovative approach to COPD disease management in primary care through eHealth application. *BMC Pulmonary Medicine, 16,* 121. ▶ https://doi.org/10.1186/s12890-016-0282-5.

Talboom-Kamp, E. P. W. A, Verdijk, N. A., Kasteleyn, M. J., Talboom, I. J. S. H., Harmans, L. M., Looijmans-van den Akker, I., et al. (2017a). E-Vita: The effect of integration of self-management web platforms on health status in chronic obstructive pulmonary disease management in primary care (e-Vita study): Interrupted time series design. *Journal of Medical Internet Research, 19*(8), e291.

Talboom-Kamp, E. P. W. A., Verdijk, N. A., Kasteleyn, M. J., Talboom, I. J. S. H., Harmans, L. M., Numans, M. E., et al. (2017b). COPD self-management with web-based platforms: High level of integration in integrated disease management leads to higher usage in the e-Vita COPD study. *Journal of Medical Internet Research, 19*(5), e185.

Talboom-Kamp, E. P. W. A., Verdijk, N. A., Kasteleyn, M. J., Talboom, I. J. S. H., Harmans, L. M., Numans, M. E., et al. (2017c). Effect of a combined education and eHealth program on the control of oral anticoagulation patients (PORTALS study): A parallel cohort design in Dutch primary care. *BMJ Open, 7,* e017909. ▶ https://doi.org/10.1136/bmjopen-2017-017909.

Van Duivenboden, J. (2017). *Onderzoek infrastructuur.* Verkregen van ▶ https://www.nictiz.nl/rapporten/onderzoek-zorginfrastructuur/.

Van Vugt, M., et al. (2013). Use of behavioral change techniques in web-based self-management programs for type 2 diabetes patients: Systematic review. *Journal of Medical Internet Research, 15*(12), e279. ▶ https://doi.org/10.2196/jmir.2800.

Van Vugt, M., et al. (2016). Uptake and effects of the e-Vita personal health record with self-management support and coaching, for type 2 diabetes patients treated in primary care. *Journal of Diabetes Research.* ▶ https://doi.org/10.1155/2016/5027356.

Vijflagenmodel (2018). Toelichting verkregen van ▶ https://www.nictiz.nl/wp-content/uploads/2018/09/Rapport_elektronische_informatie_voor_gezondheid_en_zorg.pdf en ▶ https://www.nictiz.nl/overig/toolkit-lagenmodel/.

Wagenaar K, P. (2017). *e-Health in heartfailure.* Utrecht: UMC Utrecht. ISBN 978-94-6233-553-0.

Wentzel, J., Van der Vaart, R., Bohlmeijer, E. T., & Van Gemert-Pijnen, J. E. W. C. (2016). Mixing online and face-to-face therapy: How to benefit from blended care in mental health care. *JMIR Mental Health, 3*(1), e9. ▶ https://doi.org/10.2196/mental.4534.

Wootton, R. (2012). Twenty years of telemedicine in chronic disease management – An evidence synthesis. *Journal of Telemedicine and Telecare, 18,* 211–220. ▶ https://doi.org/10.1258/jtt.2012.120219.

Het ziekenhuis van de toekomst is een digitaal netwerk

Jeroen Tas

13.1 Inleiding – 100

13.2 Ziekenhuis van de toekomst – 100

13.3 Kunstmatige intelligentie – 104

13.4 Intelligente omgevingen die anticiperen op de behoeften van gebruikers – 104

© Bohn Stafleu van Loghum is een imprint van Springer Media B.V., onderdeel van Springer Nature 2019
F. Kreier en I. Verberk-Jonkers (Red.), *De dokter en digitalisering*,
https://doi.org/10.1007/978-90-368-2161-2_13

13.1 Inleiding

De ontwikkelingen op het gebied van medische technologie gaan razendsnel. Consumenten hebben met wearables, toegankelijke DNA-analyse (bijvoorbeeld via 23andMe) en apps de laatste vijf jaar meer inzicht in hun gezondheid gekregen dan ooit tevoren. Oplossingen die gebruik maken van kunstmatige intelligentie (AI) die helpen bij het optimaliseren van werkstromen, diagnostiek en patiëntbewaking, worden meer en meer omarmd en *virtual* en *augmented reality* bieden zorgprofessionals nu al ongekende mogelijkheden bij het trainen van complexe interventies – laat staan wat zij in de toekomst zullen gaan betekenen. We leven momenteel in een tijd waarin het voelt alsof bijna alles mogelijk is. De grote vraag is natuurlijk: hoe kunnen we deze technologieën implementeren op een manier die zinvol is, die antwoord biedt op de grote maatschappelijke vraagstukken die onze gezondheidszorg bezighouden? Kunnen we een systeem realiseren, waarbij we slimmer omgaan met de schaarse middelen (zowel mensen, machines als geld) die we hebben om een sterk groeiende groep mensen met één of meer chronische aandoeningen te ondersteunen, een groep die tevens steeds ouder wordt? Kunnen we het daarnaast voor elkaar krijgen om meer mensen op de wereld toegang te bieden tot hoogwaardige zorg? Ik ben van mening dat het mogelijk is, met behulp van de digitalisering die overal om ons heen plaatsvindt. Ik ben me er ook van bewust dat een zorgmodel dat onafhankelijk van plaats en tijd is, nog wat voeten in de aarde heeft. Het vraagt om een nieuwe zorgvergoeding, werken in multidisciplinaire teams, beter gebruik van technologie en nieuwe organisatievormen.

Digitale technologie maakt het mogelijk een groot deel van de gezondheidszorg naar buiten de ziekenhuismuren te verplaatsen, dichter bij waar mensen leven en werken. Het ziekenhuis van de toekomst zal zijn patiënten op afstand volgen en helpen gezond te blijven, ziekten eerder opsporen, in plaats van mensen alleen te behandelen als ze ziek zijn. Virtuele zorg bestaat al meer dan een decennium, maar is tot op heden achtergebleven om redenen zoals het gebrek aan bewustzijn bij consumenten, onvolwassenheid van technologie, weerstand tegen organisatieverandering en inflexibele betalingsmodellen.

Daar is snel verandering in aan het komen. Met de opkomst van *value based care* in het westen en groei-economieën in Afrika en Azië, die momenteel grote stappen maken bij het inrichten van hun nationale zorgsystemen, zien we steeds vaker innovatieve, schaalbare zorgmodellen die mensen voorzien van nieuwe vormen van *24/7 on-demand* virtuele zorg. Een zorg die beschikbaar en relevant is daar waar nodig, wanneer nodig. Dit biedt niet alleen een aanzienlijk betere en gepersonaliseerde ervaring voor mensen, het maakt ook een sterke optimalisatie van de beperkte middelen mogelijk (◉fig. 13.1).

13.2 Ziekenhuis van de toekomst

Het ziekenhuis van de toekomst is niet alleen een beter werkende fysieke locatie, met meer wachtruimtes, bedden en laboratoria, het zal een netwerk met knooppunten en digitale verbindingen worden. Technologie zal de basis vormen voor deze nieuwe (virtuele) ruimtes en ons in staat stellen om zorg en gezondheid op nieuwe manieren te

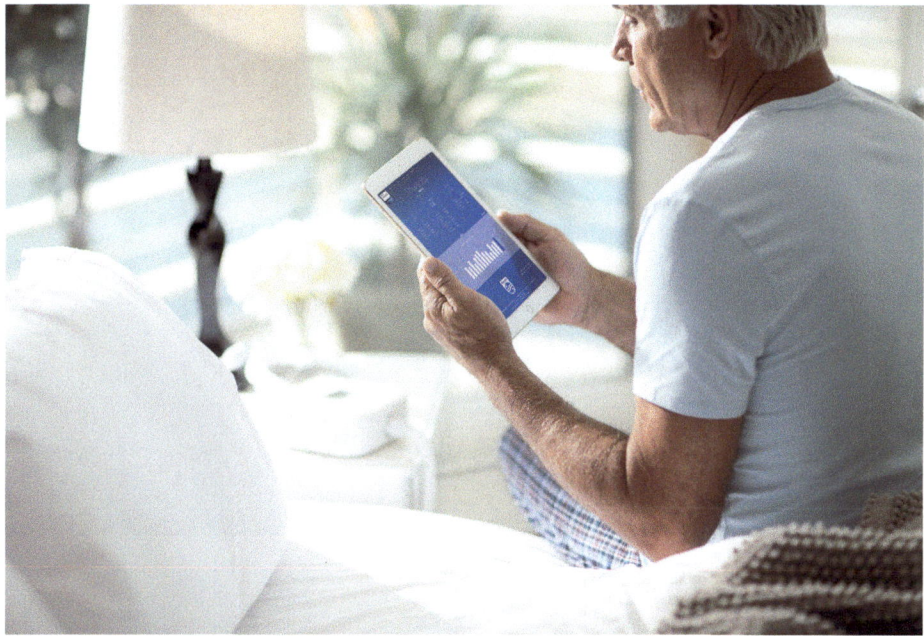

Figuur 13.1 Apps spelen een belangrijke rol bij het samenbrengen van data vanuit verschillende bronnen op een wijze die helpt bij het managen en monitoren van de gezondheid van patiënten, zowel voor de patiënt zelf als voor zijn artsen (foto Philips)

benaderen. Het ziekenhuis van de toekomst is één geïntegreerd zorgnetwerk dat bestaat uit 'retail locaties', dicht bij waar mensen wonen, en gespecialiseerde centra, intramurale faciliteiten, poliklinieken en ambulante patiënten (of liever nog 'zorgconsumenten'). Een belangrijk onderdeel van het network wordt de zogenoemde 'Clinical Operations Hub', van waaruit de patiëntenpopulatie wordt geanalyseerd en de zorg 24-uur wordt gecoördineerd (fig. 13.2).

Voorbeeld

Een goed voorbeeld van een ziekenhuis dat deze digitale richting al heeft gekozen is het Mercy Virtual Care Center in St. Louis in het zuiden van de Verenigde Staten, een 54 miljoen dollar-kostende faciliteit met een oppervlak van ruim 11.000 m² waarin geen enkele patiënt verblijft. Er werken meer dan 300 medische professionals die achter een bureau zitten dat doet denken aan een moderne aandelenbeurs of een luchtverkeersleidingscentrum. Deze zorgprofessionals zorgen voor patiënten die zich thuis of in een bed in een van de 38 aangesloten ziekenhuizen in 7 Amerikaanse staten bevinden. Het systeem beoordeelt de inkomende gegevens van de patiënten in de context van hun medisch verleden en geeft prioriteit aan de meest urgente gevallen, die in multidisciplinaire teams worden besproken om de juiste interventies en zorgpaden te bepalen. Behalve intensivisten en verpleging zitten er ook gedragsspecialisten en diëtisten in het team om zowel medische als gerelateerde gedragsproblemen aan te pakken.

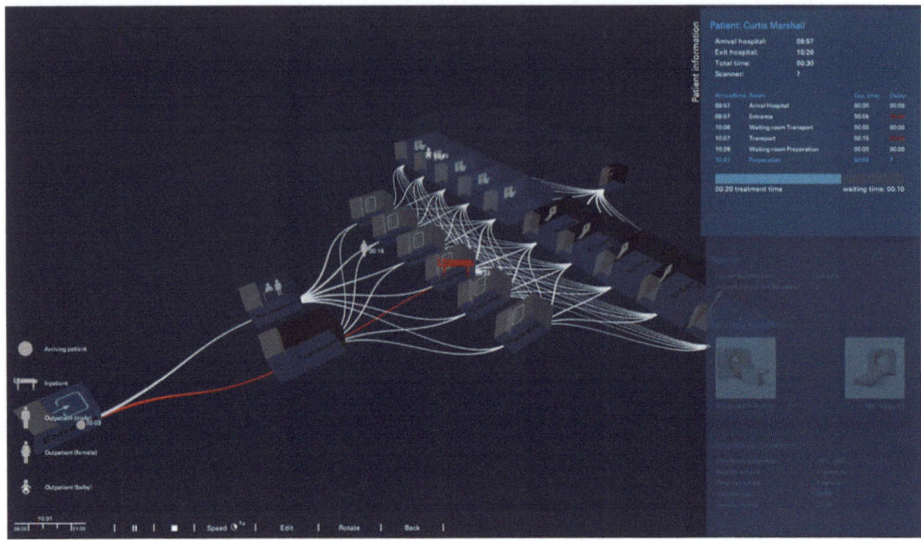

◨ **Figuur 13.2**   De Clinical Operations Hub

Met de consolidatie van zorg in de Verenigde Staten en de opkomst van geïntegreerde zorgnetwerken zien we deze verschuiving plaatsvinden. Ziekenhuizen worden holistische netwerken die samenwerken met laboratoria, klinieken, huisartsenpraktijken en andere zorgverleners, in een systeem dat is bedoeld om gemeenschappen gezond te houden. Er zijn nu al voorbeelden van hoe deze benadering zowel de zorgervaringen van consumenten kan verbeteren als de resultaten die we kunnen behalen, zoals Mercy, Banner Health, Kaiser Permanente en New York Presbyterian hebben aangetoond.

Dankzij de samenwerking tussen Philips en een grote zorgorganisatie in de Verenigde Staten zagen we dat het aantal ziekenhuisopnamen binnen deze organisatie met bijna 50 % daalde door gebruik te maken van e-Health-oplossingen voor patiënten met meerdere chronische aandoeningen. Het virtuele zorgprogramma dat samen met de zorgverlener is opgezet, maakte gebruik van klinische software en met het internet verbonden bewakingsapparatuur bij de patiënt thuis. Daardoor is er regelmatig contact met zorgverleners die patiënten helpen om vaardigheden te ontwikkelen om zichzelf te verzorgen. Dat gebeurt via een wederzijdse videoverbinding of – wanneer de situatie daarom vraagt – direct contact ter plaatse. Met behulp van een goed bereikbaar multidisciplinair zorgteam, slimme monitoringsystemen, geavanceerde analysemethoden die hun werk achter de schermen doen en laagdrempelige communicatie zijn we in staat om een gepersonaliseerd en integraal beeld van de patiënt te krijgen dat een volledige context biedt, in een vroeg stadium veranderingen in de gezondheid of gedragspatronen opmerkt, en het zorgteam in staat stelt om eventuele problemen efficiënt aan te pakken voordat de patiënt in het ziekenhuis moet worden opgenomen. Vanzelfsprekend gaat de zorg voor mensen die intensieve zorg nodig hebben, gepaard met aanzienlijke kosten. Van alle chronisch zieke patiënten is 5 % verantwoordelijk voor tot wel 50 % van alle zorguitgaven. Het ziekenhuis in kwestie slaagde erin de totale zorgkosten met meer dan 34 % te verlagen.

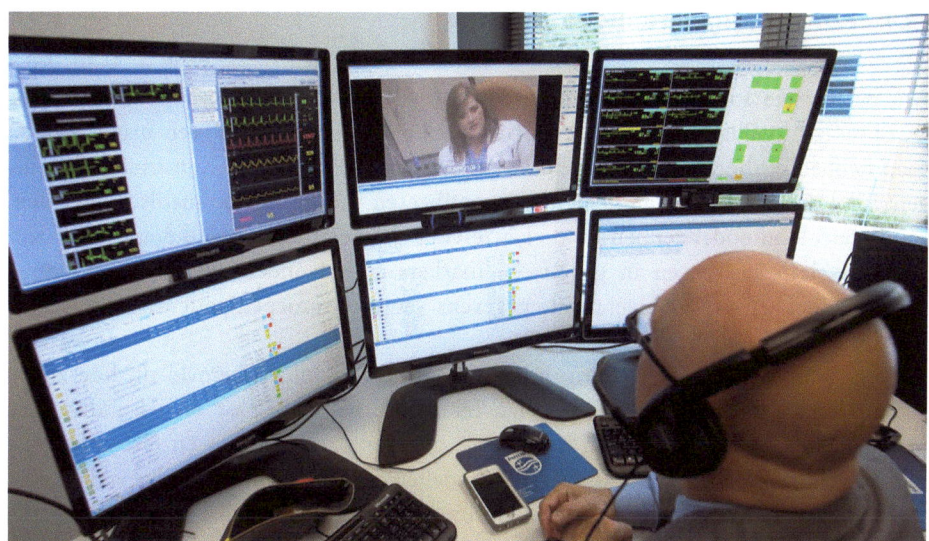

■ **Figuur 13.3** Emory Healthcare in de Verenigde Staten bespaarde 4,6 miljoen dollar in 15 maanden nadat zij het e-ICU-programma van Philips in gebruik namen

Een ander ziekenhuis in de Verenigde Staten wist met een programma waarbij intensivecarepatiënten op verschillende locaties vanuit één centrale commandopost door IC-specialisten worden bewaakt met behulp van speciale camera's, patiëntbewakingsmonitoren en IT, in iets meer dan een jaar tijd de kwaliteit van zorg te verbeteren en miljoenen dollars te besparen op zorgkosten. Inmiddels zien we soortgelijke programma's op intercontinentaal niveau, waarbij specialisten gedurende de dag, optimaal alert, op het ene continent, patiënten gedurende de nacht op een ander continent helpen bewaken (■fig. 13.3).

Ook in Nederland zien we ontwikkelingen waarbij wordt nagedacht over nieuwe vormen van zorg, waarbij de verschillende disciplines zorgverleners op regionaal niveau digitaal verbonden worden, patiëntgegevens worden geïntegreerd, en zorg meer om de patiënt heen wordt georganiseerd.

Het is ook duidelijk dat we voor het ziekenhuis van de toekomst opnieuw zullen moeten nadenken over het ontwerpen van zorgpaden, fysieke ruimtes en de daarin geïnstalleerde technologieën, en met het perspectief van zowel zorgontvanger als zorgverlener in gedachten, ten einde de zorg beter te integreren. Ziekenhuizen zijn nog steeds hoofdzakelijk georganiseerd rond 'verkokerde' afdelingen die zich elk bezighouden met hun eigen vakgebied.

Een ziekenhuis als Rijnstate in Arnhem doet dit reeds en bouwt momenteel een virtueel zorgcentrum van waaruit zorgverleners de gezondheid van patiënten zowel binnen als buiten het ziekenhuis met behulp van de laatste technologieën kunnen bewaken. Dit kan ervoor zorgen dat Rijnstate als zorgnetwerk groeit van 650 bedden in het ziekenhuis tot potentieel 450.000 bedden in de regio.

13.3 Kunstmatige intelligentie

Een belangrijke rol binnen het ziekenhuis van de toekomst zal zijn weggelegd voor kunstmatige intelligentie, ofwel Artificial Intelligence (AI). AI zal een grote invloed gaan hebben op hoe we ziekten detecteren, beheersen en genezen. Kunstmatige intelligentie zal de radioloog gaan helpen te kwantificeren wat hij ziet op medische beelden, zal de oncoloog ondersteunen bij de keuze voor de meest effectieve therapie voor zijn patiënt, zal inzicht geven in genetische markers, en zal onderzoekers helpen patronen te ontdekken in samengebrachte gegevens van grote groepen patiënten met gelijke karakteristieken.

We zullen zo een beter begrip krijgen van wat gezondheid beïnvloedt, hoe ziekte gediagnosticeerd kan worden en welke handeling het best past bij de individuele patiënt. Door de informatie van individuele gevallen te aggregeren en te combineren met de medische wetenschap, kunnen we modellen creëren die informatie geven over de verwachte uitkomst van een therapie, continu versterkt met realtime feedback door de patiënt zelf en zijn omgeving.

Deze ontwikkeling zal worden gevoed door sensoren die steeds kleiner worden, terwijl hun gevoeligheid exponentieel toeneemt. Chips worden steeds krachtiger, en binnenkort zullen capaciteiten op het gebied van kunstmatige intelligentie zelfs in de kleinste apparaten kunnen worden ondergebracht, zodat deze steeds intuïtiever en intelligenter worden, en beter afgestemd op individuele behoeften. In deze transformatie zullen het groeiende gebruik van cloud-technologieën en de opkomst van 5G beide een rol spelen. Cameratechnologie gecombineerd met AI stelt ons nu al in staat om belangrijke *vital signs* te lezen zonder sensoren op een patiënt te hoeven aan te brengen.

Ziekenhuizen zullen steeds beter gebruik kunnen maken van hoogwaardige, gegevensrijke monitoring, die ofwel direct in de ruimte is geïntegreerd of met behulp van thuisapparatuur op afstand kan plaatsvinden. Deze slimme apparaten zullen zorgverleners live voorzien van grote hoeveelheden patiëntgegevens, en dat vereist een snel en robuust netwerk en AI om deze gegevens om te zetten naar zinvolle informatie voor arts en patiënt.

13.4 Intelligente omgevingen die anticiperen op de behoeften van gebruikers

Wanneer je deze technologische ontwikkelingen in ogenschouw neemt en de principes uit de designwereld toepast, kun je 'intelligente omgevingen' creëren die anticiperen op de behoeften van gebruikers. Dat heeft uiteindelijk tot doel de mogelijkheden van de patiënt te vergroten en de patiënt in het gehele gezondheidscontinuüm een naadloze ervaring te bieden: van preventie tot diagnostiek, behandeling en thuiszorg – van de geboorte tot de dood.

Een voorbeeld is het concept voor een Neonatale Intensive-Care Unit (NICU), waarbij een intieme, gezinsgerichte zorgbenadering wordt gehanteerd voor de meest

13.4 · Intelligente omgevingen die anticiperen op de behoeften van gebruikers

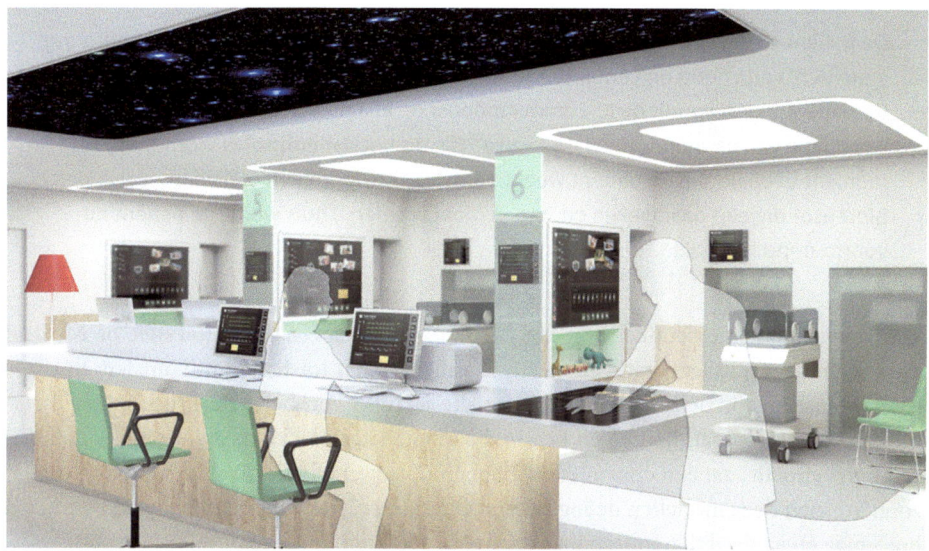

Figuur 13.4 Concept van een intelligente Neonatale Intensive-Care Unit (NICU)

kwetsbaren onder ons: te vroeg geboren baby's. Hierbij is het streven om 24/7 te anticiperen op de zeer individuele en specifieke medische en emotioneel-psychologische behoeften van deze baby's in de cruciale ontwikkelingsfase na de geboorte (fig. 13.4).

Een ander voorbeeld is de toepassing van AI op patiëntenmonitoring, informatie en medische historie om de drie belangrijkste doodsoorzaken in het ziekenhuis te kunnen voorspellen – hartstilstand, sepsis, delirium – zodat tijdig ingegrepen kan worden om verslechtering te voorkomen.

In een digitaal ziekenhuis staat de patiënt (zorgconsument) centraal in het netwerk. Hoe dat eruit zou kunnen zien? De volgende casus beschrijft een thuiswonende CVA-patiënt die gebruikmaakt van digitale monitoring.

Casus

De patiënt krijgt opnieuw een beroerte en valt op de grond. De continu bereikbare meldcentrale wordt automatisch gewaarschuwd, het patiëntenprofiel (dat de medische geschiedenis van de patiënt bevat) en de vitale functies worden geanalyseerd, en een ambulance wordt op weg gestuurd en verwezen naar het ziekenhuis dat op dit moment het beste de behandeling kan uitvoeren in verband met beschikbare kennis en capaciteit, eventueel geholpen door specialisten op afstand.
Onderweg worden met behulp van een mobiele CT-scanner beelden met hoge resolutie gemaakt om de bloedprop te lokaliseren. Voordat de patiënt bij het ziekenhuis arriveert, worden haar gegevens al naar het ziekenhuis gestuurd. Bij aankomst wordt de patiënt direct onder handen genomen, waarbij de prop wordt verwijderd met behulp van 'slimme katheters' die met behulp van augmented reality-technieken naar de juiste plek worden geleid.

> De patiënt wordt naar de intensive care verplaatst, waar apparatuur zoals monitoringsystemen, verlichting en ventilatoren, zich automatisch aan de patiënt aanpassen. De patiënt wordt vanuit de IC-commandopost op afstand bewaakt. Op basis van de informatie van de monitoringsystemen en die uit het patiëntprofiel wordt het juiste moment bepaald om de patiënt weer te ontslaan. Zij krijgt een pleister met een kleine biosensor die een paar weken gedragen moet worden. Thuis wordt de patiënt nu voortdurend bewaakt.

Tijdig ingrijpen is essentieel om een beroerte te overleven. Het 'Internet of Medical Things' en gegevensaggregatie en -analyse zullen leiden tot betere uitkomsten en overlevingskansen voor de miljoenen mensen die jaarlijks een beroerte krijgen. Het dynamisch organiseren van kennis en beschikbaarheid – ter plekke of op afstand – op basis van zorgbehoefte, zal een enorm effect hebben op zowel efficiëntie als effectiviteit van de zorg. We zien deze modellen de logistiek al veranderen, met Uber als een goed voorbeeld hoe vraag en aanbod dynamisch bij elkaar gebracht kunnen worden.

We zullen de individuele zorgpaden gaan inrichten op basis van uitgebreide patiëntprofielen met longitudinale gegevens uit meerdere bronnen, die in steeds meer detail en met toenemende frequentie worden vastgelegd. Deze profielen leiden tot zeer relevante, toepasbare informatie om patiënten, zorgverleners en medici te ondersteunen, en zullen informatie uit medische dossiers, biopsieëngenomica en digitale pathologie combineren met gegevens die door de patiënt zelf zijn gegenereerd via draagbare apparaten en apps.

Natuurlijk zijn er nog uitdagingen bij het realiseren van deze visie. Ten eerste moeten we de huidige financiële prikkels herzien die de zorg kent, zoals de vergoeding gericht op behandelingen. We moeten zorg stimuleren die is gebaseerd op kwaliteit en resultaten, van input naar output. Maar bovenal staat ons een nog grotere transformatie te wachten. Er is een nieuwe manier van denken en werken nodig: een multidisciplinaire, coöperatieve manier rond de patiënt. Technologieleveranciers moeten systemen leveren die zich aanpassen aan de behoeftes van de gebruiker en deze in staat stellen de apparatuur op natuurlijk wijze (spraak, gebaar) te adresseren. Als we fysieke en virtuele ruimtes kunnen bouwen die de patiënt centraal stellen, stimuleert ons dat om systemen te ontwikkelen die leiden tot betere zorgresultaten tegen lagere kosten.

Deel V Innovatie

Hoofdstuk 14 Virtual reality ter verbetering van de
patiëntervaring – 109
Sophie Truijens en Thilo Mohns

Hoofdstuk 15 Value based healthcare – 115
Douwe Biesma

Hoofdstuk 16 Digitalisering in de zorg – voorwaarde voor
procesverbetering – 121
Ann Ouvry

Hoofdstuk 17 Implementatie van e-Health – van overweging naar
structureel gebruik – 127
Wouter Wolters

Virtual reality ter verbetering van de patiëntervaring

Sophie Truijens en Thilo Mohns

14.1 Inleiding – 110

14.2 Voorlichting – 110

14.3 Inlevingsvermogen – 111

14.4 Leren en gamification – 111

14.5 Therapie – 112

14.6 Contact met het thuisfront – 113

14.7 Afleiding bij pijn en angst – 114

© Bohn Stafleu van Loghum is een imprint van Springer Media B.V., onderdeel van Springer Nature 2019
F. Kreier en I. Verberk-Jonkers (Red.), *De dokter en digitalisering*,
https://doi.org/10.1007/978-90-368-2161-2_14

14.1 Inleiding

Virtual reality (VR) maakt het mogelijk je te begeven in een virtuele wereld. De gebruikte bril en koptelefoon sluiten je af van de echte wereld en de software maakt het mogelijke bewegingen te volgen, rond te kijken of zelfs rond te lopen. Hoewel vaak gesproken wordt over VR als één begrip, is er onderscheid te maken tussen de begrippen *virtual reality* (VR), *augmented reality* (AR) en *mixed reality* (MR). Bij VR ervaart de gebruiker een separate virtuele wereld door een volledig afdekkende bril en koptelefoon. Deze virtuele wereld kan bestaan uit daadwerkelijk opgenomen of computergegenereerd beeldmateriaal. Wanneer virtuele content wordt toegevoegd aan de echte wereld spreken we van augmented reality (AR). Zo kan bijvoorbeeld een chirurg met behulp van een device op zijn hoofd (Google Glass, Microsoft Hololens) tijdens een operatie vitale functies van een patiënt zien door middel van digitale elementen die zijn toegevoegd om de echte wereld te verrijken. Bij een combinatie van VR en AR spreken we van mixed reality (MR), waarbij er realistische 3D-beelden verschijnen terwijl je je in de echte wereld bevindt. Je zou bijvoorbeeld op de bank televisie kunnen kijken op een scherm dat er in werkelijkheid niet hangt. De weergegeven elementen zijn vrijwel niet meer van echt te onderscheiden, waarmee de grens tussen werkelijk en virtueel vervaagt. In dit hoofdstuk omvat de term VR het hele spectrum van VR, AR en MR.

VR krijgt een toenemende invloed op onze samenleving. De toegevoegde waarde van deze technologie zit met name in het aspect 'beleving', door je af te sluiten van de echte wereld en mee te nemen in de virtuele realiteit gevoed met multisensorische stimuli. Met VR worden leerervaringen intenser doordat situaties als realiteit beleefd kunnen worden. Omdat ons brein VR behandelt als een 'echte' ervaring, met bijbehorende fysiologische respons, is het een krachtig hulpmiddel voor bijvoorbeeld educatie of therapie.

> Tell me and I forget, teach me and I may remember, involve me and I learn. (Benjamin Franklin)

VR kent toepassingen in diverse sectoren, maar de meest maatschappelijk relevante toepassingen worden toegeschreven aan de gezondheidszorg. Zowel voor patiënten als voor zorgverleners zijn er diverse toepassingen, denk aan het trainen van bepaalde handelingen, het uitproberen van bepaalde procedures, het leren kennen van een nieuwe omgeving en het beïnvloeden van menselijk gedrag.

In dit hoofdstuk hebben we aandacht voor verschillende VR-toepassingen die patiëntervaringen kunnen verbeteren, zoals voorlichting, inlevingsvermogen vergroten, scholing, behandeling, contact met thuis en afleiding bij pijn en angst.

14.2 Voorlichting

Dat voorlichting met papieren folders minder goed beklijft dan multisensorische voorlichting met behulp van video is al langer bekend. Met VR kan hier nog een dimensie aan worden toegevoegd, zodat patiënten en naasten hun onderzoek of behandeling alvast virtueel kunnen ervaren, waardoor ze een realistischer beeld krijgen van wat hen of hun naasten te wachten staat. Zo is het mogelijk om een operatie, het aanleggen of verwijderen van gips, het plaatsen van een spiraaltje, het ondergaan van een MRI-scan en nog veel meer onderzoeken of ingrepen virtueel te ervaren. Patiënten zien hoe de behandelruimte of route eruitziet, de verschillende zorgverleners die aanwezig kunnen zijn, wat voor spullen er in de ruimte aanwezig zijn en wat de verschillende fases van de behandeling zijn.

Er zijn aanwijzingen dat het voorbereiden van kinderen op een MRI-scan met behulp van VR een positief effect heeft op het welbevinden van de kinderen en de effectiviteit van de procedure. Verder is bekend dat betere voorlichting en voorbereiding kan resulteren in minder angst, pijn en noodzaak tot pijnstilling bij patiënten.

Uit patiëntervaringen blijkt dat zwangere vrouwen met een geplande keizersnede in het vooruitzicht het prettig vinden om van te voren te 'ervaren' wat er zal gebeuren, te zien dat hun partner bij hen mag blijven en dat het er over het algemeen rustig en ontspannen aan toe gaat. De reacties van partners bevestigen dat zij door de VR-voorlichting een veel realistischer beeld kregen van de geplande operatie.

14.3 Inlevingsvermogen

Omdat de hersenen VR nagenoeg als realiteit waarnemen, is VR zeer geschikt om het inlevingsvermogen te stimuleren. Voor aandoeningen die niet alleen ingrijpend zijn voor de patiënt, maar ook voor de naasten, kan een VR-ervaring hun empathisch vermogen vergroten. Daarnaast kunnen patiënten of naasten ervaringen opdoen ten einde elkaar of de consequenties van een aandoening beter te begrijpen. Voor het ervaren van bijvoorbeeld dementie, een psychose, beperkt gezichtsvermogen, een intensivecare-opname of rolstoelgebonden zijn, zijn VR-filmpjes beschikbaar om de empathie te vergroten.

> **Voorbeeld**
> De 'dementiebril' is een voorbeeld waarmee naasten en mantelzorgers zich kunnen verplaatsen in een persoon met dementie. De VR-bril met 360°-simulatiefilm, gecombineerd met een online cursus, wordt ingezet om het begrip te vergroten en de omgeving zich zekerder te laten voelen bij hun zorgtaak.

14.4 Leren en gamification

VR is aanvankelijk vooral bekend geworden door successen uit de entertainment- en gamingindustrie. Klassieke schoolse leermethoden blijken veel minder effectief dan spelend leren (gamification). VR is dan ook uitermate geschikt voor educatiedoeleinden bij kinderen.

> **Voorbeelden**
> – Er is een VR-game die je virtueel onder water laat zwemmen. Hoe dieper en langzamer je ademhaalt, hoe meer je ziet en hoe kleurrijker de wereld wordt. De VR-game helpt jongeren op een interactieve, speelse wijze te ontspannen, controle te krijgen over hun fysiologie en hun angsten te verminderen.
> – Voor kinderen die afhankelijk zijn van een rolstoel is deelnemen aan het verkeer niet altijd vanzelfsprekend. Met een VR-game kunnen deze kinderen verkeerssituaties trainen. Het spel is leuk en kinderen hebben niet in de gaten dat ze aan het trainen zijn.

14.5 Therapie

Afgesloten van de buitenwereld interpreteert ons brein de virtuele wereld nagenoeg als realiteit. Gedurende een enerverende VR-beleving, zoals een achtbaanrit of op grote hoogte zijn, treden ook fysiologische responsen op waaronder verandering in hartslag, bloeddruk en zweetproductie. Door interactie met computergegenereerde situaties of avatars, waarmee een realistische blootstelling aan een doelsituatie gerealiseerd kan worden, biedt VR kansen voor cognitieve gedragstherapie. VR wordt al toegepast bij onder meer hoogtevrees, prikangst, agorafobie, claustrofobie en vliegangst.

VR maakt het binnen de exposuretherapie mogelijk om op grotere schaal oefensituaties aan te bieden, waarmee patiënten in een veilige setting rustig kunnen oefenen. Patiënten met angsten kunnen met VR gemakkelijker en beter gedoseerd blootgesteld worden aan de situaties die voor hen beangstigend zijn en die in de werkelijke wereld soms moeilijk op te zoeken of te simuleren zijn. Dit kan worden gecombineerd met biofeedback en stapsgewijs worden geïntensiveerd.

Bij agorafobie of paranoia bijvoorbeeld, roepen openbare gelegenheden dermate veel spanning op dat patiënten deze situaties vermijden. Door in een virtuele wereld door een supermarkt of drukke stad te lopen, kunnen ze hun angsten ervaren en vervolgens overwinnen. Zo wordt hun leefwereld weer groter.

Voor (psycho)motorische revalidatie lijkt VR een veelbelovende therapie, bijvoorbeeld bij MS-patiënten of mensen met fantoompijn. Een sprekend voorbeeld van dit laatste is de patiënte die dankzij VR-therapie van haar fantoompijn afkwam doordat ze in een computergegenereerde wereld leerde om haar virtuele linkerarm te controleren met haar rechterarm, en zo haar pijnsensatie te verminderen. Ook voor psychotraumabehandeling wordt VR ingezet, zoals een therapie om een intensivecare-opname te herbeleven en te verwerken, of als aanvulling op EMDR-therapie bij een posttraumatisch stresssyndroom (PTSS).

14.6 Contact met het thuisfront

Ervaringen van patiënten worden beïnvloed door de mate van sociale steun. Het ontbreken van intensief contact met dierbaren tijdens een opname heeft invloed op het welzijn van patiënten en blijkt een van de meest gerapporteerde behoeften van patiënten tijdens een opname.

VR-livestreaming maakt het mogelijk om contact met dierbaren te hebben en virtueel buiten de vaak kille ziekenhuisomgeving te zijn. Door videocommunicatie was een live verbinding met een naaste al eerder mogelijk, maar door de toevoeging van een 360°-camera en VR-bril is de ervaring nog realistischer. Met behulp van de VR-bril kan via een app contact gelegd worden met een 360°-camera thuis of elders, zoals school, een voetbalveld of een verjaardag, zodat de patiënt ondanks de ziekenhuisopname toch de leuke en belangrijke momenten in het leven van alledag niet mist. De patiënt beleeft de thuissituatie als levensecht, alsof hij letterlijk aanwezig is. Op ieder moment van de dag, waar ook ter wereld, kan een patiënt contact leggen en wordt het delen van bijzondere momenten vanzelfsprekend. De patiënt heeft hierbij zelf de regie over waar hij naar wil kijken en is daarnaast volledig afgesloten van de ruimte in de zorginstelling.

Casus

Voor een terminale patiënte stond een ritje met de wensambulance gepland naar haar stamkroeg waar familie en vrienden haar zouden opwachten. Op de dag bleek ze te ziek om te gaan. Door de VR-livestreamverbinding kon ze zich virtueel verplaatsen naar de stamkroeg en te midden van haar vrienden en familie zijn. Om zich heen zag zij al haar geliefden en kon ze van iedereen afscheid nemen. Het maakte zowel de patiënte als haar naasten intens gelukkig dat dit toch nog mogelijk was geweest. Tevreden met het gegeven dat ze afscheid had kunnen nemen van zoveel dierbaren overleed ze een paar dagen later.

Casus

Een 7-jarige jonge lag wekenlang geïsoleerd in verband met infectiegevaar in het brandwondencentrum. Met behulp van VR-livestreaming kon hij met zijn vriendjes mee naar school en werd hij herenigd met zijn klasgenootjes. Hij zat virtueel weer in de klas en zag zijn klasgenootjes om zich heen.

VR-livestreaming kan dus bijdragen aan een prettig ziekenhuisverblijf en bevordert zo het welzijn en herstel van patiënten.

14.7 Afleiding bij pijn en angst

Comfort van patiënten in het ziekenhuis wordt grotendeels bepaald door ervaring van pijn, stress en angst tijdens de behandeling of opname. Uit onderzoek blijkt dat VR kan bijdragen aan het reduceren van deze ervaringen. In deze context kan VR worden ingezet door het afspelen van 360°-video's of het spelen van een spel waarbij de brildrager de virtuele omgeving kan beïnvloeden. Deze vorm van afleiding draagt niet alleen bij aan minder negatieve ervaringen, maar kan ook leiden tot minder medicijngebruik en een beter herstel.

> **Casus**
>
> Een 9-jarig meisje had een wond die dagelijks verzorgd moest worden. Ze raakte steeds in paniek door angst voor de pijn en het zien van de wond. Medicatie voor pijn en angst werd toegediend, maar zonder effect. Na een aarzelend begin raakte ze enthousiast over VR, wat haar afleidde van de pijn en haar een stuk minder gespannen maakte.

Ouderen met dementie zijn vaak onrustig, verward en slapen slecht. Dit zorgt ervoor dat zij niet meer zelfstandig kunnen wonen. Door hen virtueel een andere omgeving of een ervaring van vroeger te laten ervaren – iets wat ouderen met dementie zich vaak beter herinneren dan recente gebeurtenissen – kunnen ze rustiger en meer ontspannen worden en storen zij zich minder aan omgevingsgeluiden. Dit zorgt voor kalmte en rust en het effect kan nog uren aanhouden.

Kortom, VR en AR versterken belevingen en leerervaringen en worden reeds voor diverse patiëntgerichte toepassingen ingezet. Met de ontwikkelingen in de technologie en de markt zal de impact hiervan de komende jaren sterk toenemen en niet meer weg te denken zijn uit de gezondheidszorg.

Value based healthcare

Douwe Biesma

15.1 Inleiding – 116

15.2 Datacollectie – 116

15.3 Ruwe data – 117

15.4 Interne en externe transparantie – 117

15.5 Uniformiteit – 119

15.6 Samen beslissen – 119

© Bohn Stafleu van Loghum is een imprint van Springer Media B.V., onderdeel van Springer Nature 2019
F. Kreier en I. Verberk-Jonkers (Red.), *De dokter en digitalisering*,
https://doi.org/10.1007/978-90-368-2161-2_15

15.1 Inleiding

Value based healthcare (VBHC) is samen te vatten als een methode van zorgverlening waarbij betere kwaliteit tegen lagere kosten wordt nagestreefd. De minst slechte vertaling is 'waardegedreven zorg'. We raken ons in toenemende mate bewust van het feit dat er geen uniforme standaard is voor kwaliteit van leven. Het individuele perspectief van een patiënt op zijn ziekte en de behandeling daarvan wordt belangrijker dan wat het tekstboek voorschrijft. Van een behandelaar vraagt dat een mate van personalisering die vandaag de dag eigenlijk niet te leveren is. Alleen via een datagedreven aanpak, gericht op het optimaliseren van individuele patiëntuitkomsten, is dit mogelijk. Aan data is in de zorg geen gebrek, maar de vaardigheid om daaruit inzichten te extraheren en in te zetten om individuele patiëntuitkomsten te verbeteren, ontbreekt grotendeels. Daarbij opgeteld de snelheid waarmee nieuwe (wetenschappelijke) inzichten bestaande richtlijnen onderuit schoffelen, vraagt om geheel nieuwe technieken. *Artificial intelligence* en *machine learning*- technieken zullen de zorgwereld radicaal veranderen. Ziekenhuizen zullen steeds meer data moeten gaan uitwisselen en analyseren om inzicht te krijgen in de uitkomsten van zorgverlening, en patiënten inzicht te geven in hun risicoprofiel. Santeon (▶ www.santeon.nl) werkt hier al jaren aan, als een samenwerkingsverband van zeven topklinische ziekenhuizen waarbinnen het verbeteren van de kwaliteit van zorg volgens de VBHC-systematiek centraal staat. In dit hoofdstuk over VBHC wordt stilgestaan bij de noodzaak voor goede data-uitwisseling en data-analysetechnieken, en de huidige knelpunten in de zoektocht naar waardegedreven zorgverlening.

15.2 Datacollectie

Hoewel aan data in de zorg geen gebrek is, is het een recente (her)ontdekking dat zorgverleners weinig weten van de *echte uitkomsten* van hun zorgverlening voor de patiënt. Vraag een willekeurig ziekenhuis (of specialist) welk deel van hun patiënten incontinent is na een prostaatkankeringreep, oververmoeid is een jaar na chemotherapie bij borstkanker, of pijnvrij kan lopen na een heupvervanging, en er komt geen antwoord. Zelfs de 1-jaars-overleving na een hartoperatie is veelal onbekend. Aan de kostenkant is iets vergelijkbaars aan de hand: de totale kosten om een patiënt met een bepaalde aandoening te behandelen zijn niet helder. Adequate verzameling van gegevens is daarom een van de eerste stappen bij het inrichten van een VBHC-verbetercyclus. Santeon levert, net als ieder ziekenhuis, uitkomstdata aan instanties zoals Integraal Kankercentrum Nederland (IKNL) en Dutch Institute for Clinical Auditing (DICA) – maar vraagt deze ook terug voor een interne verbetercyclus. Deze instanties verrijken onze eigen data met bijvoorbeeld gegevens uit de Gemeentelijke Basisadministratie (bron van bijvoorbeeld overlijdensdata). Een belangrijk bezwaar van de huidige werkwijze van deze instanties is dat de gegevens die we retour krijgen veelal verouderd zijn. Binnen Santeon hebben we geleerd dat continu verbeteren het beste werkt als dit kortcyclisch kan. De resultaten zullen dus realtime beschikbaar moeten zijn. Het is belangrijk voor de betrokken medisch specialisten om direct te kunnen zien of de aanpassingen leiden tot betere uitkomsten.

Daarbij stuiten we binnen Santeon nog op een ander probleem: het ontbreekt in de zorgverlening nog regelmatig aan standaarden. Het ontbreekt bijvoorbeeld soms aan eenduidigheid over de wijze waarop een tumor geclassificeerd wordt, zoals bij prostaatkanker. Er zijn ziekenhuizen die de stadiëring van een prostaattumor vastleggen op basis van pathologisch onderzoek. Tumordoorgroei door het kapsel wordt door microscopisch onderzoek vastgelegd. Het is echter ook mogelijk om doorgroei door het kapsel op een MRI-scan van de prostaat te zien. Waarbij het ook nog van belang is over welke gevoeligheid de MRI-scan beschikt, een 3-Tesla MRI geeft scherpere beelden dan een 1,5-Tesla MRI. Uniformiteit in diagnostiek ontbreekt wel eens, waardoor uitkomstdata moeilijk te vergelijken zijn. Wij zien dat een focus op uitkomsten kan helpen om dit soort standaarden wel te realiseren; er is dan namelijk een helder gezamenlijk doel van de standaardisatie.

15.3   Ruwe data

Santeon werkt in het algemeen met ruwe data. Dat zijn data die niet gecorrigeerd zijn voor bijvoorbeeld leeftijd, sociaaleconomische klasse of comorbiditeit. Tussen de aangesloten ziekenhuizen verschillen deze factoren in meer of mindere mate. Echter, binnen een ziekenhuis zullen van jaar op jaar de eigenschappen van de betreffende patiëntenpopulatie niet wezenlijk verschillen. Ziekenhuizen zijn vooral op zoek naar factoren waarmee zij hun eigen performance kunnen verbeteren. Zeker bij laagfrequente aandoeningen, waarbij minder dan 100 patiënten per jaar per ziekenhuis worden behandeld, kost het vooral veel tijd om op zoek te gaan naar verschillen. Dat gaat ten koste van de tijd en energie die beschikbaar is om bij elkaar in de keuken te kijken op zoek naar verschillen in behandeling. Voorbeelden van verschillen in chirurgische behandeling bij borstkanker staan beschreven op ▶ www.santeonvoorborstkanker.nl.

15.4   Interne en externe transparantie

'De data kloppen niet' is een veelvoorkomende reactie van medisch professionals die voor het eerst data zien waarbij grote verschillen zichtbaar zijn. Regelmatig hebben ze gelijk, soms ook niet. Bij Santeon hebben we geleerd dat het twee tot drie cycli duurt voordat de data echt 'stabiel' en betrouwbaar zijn. Daarom worden aan het begin de data alleen beschikbaar gesteld voor de betrokken zorgprofessionals en patiënten die deelnemen aan de verbeterpanels. Nadat deze instabiliteitsproblemen zijn opgelost, gaan we over tot publicatie van de uitkomsten waarbij per ziekenhuis de scores bekend worden gemaakt. Dit doen we omdat we vinden dat onze patiënten recht hebben om te weten wat de uitkomsten zijn die ze kunnen verwachten.

Onze eerste ervaring met de media is dat men op zoek gaat naar de verschillen tussen ziekenhuizen en deze verschillen graag uitvergroot, terwijl er minder oog is voor de verbetering die de Santeon-ziekenhuizen als geheel laten zien. Scandinavië kent een langere traditie dan Nederland inzake het transparant maken van uitkomstdata. De uitkomsten van zorg laten per ziekenhuis vaak een zaagtandbeeld zien: het ene jaar behorend tot de top, het daaropvolgende jaar ingehaald. 'Zo gewonnen, zo geronnen', geldt ook voor goede uitkomsten. Alleen al het publiceren van gegevens over uitkomsten zorgt voor een gezonde onderlinge competitie om niet op de laagste plaats te staan.

Voor het verbeteren van de zorg is het essentieel dat goed vastgelegde uitkomsten gedeeld worden met collega's die elkaar niet beconcurreren en in staat zijn een vertrouwenwekkende omgeving te creëren om elkaars uitkomsten kritisch te beschouwen. Schaalgrootte is daarbij belangrijk. Dan pas is goede onderlinge vergelijking mogelijk, dan ontstaat tevens *peer pressure*. Santeon heeft deze omvang en kent een zodanige spreiding over het land, dat de ziekenhuizen onderling geen concurrentie kennen, waarmee het delen van uitkomsten en best practices eenvoudig kan plaatsvinden, in overeenstemming met mededingingsregels. Hier speelt dus de balans tussen samenwerken en concurreren een belangrijke rol.

Het realiseren van een goede verbetercyclus is een van de meest complexe onderdelen van VBHC. Het vraagt tijd en specifieke vaardigheden van medisch specialisten en verpleegkundigen om uitkomsten te delen, interdisciplinair samen te werken en samen op zoek te gaan naar best practices en de eigen werkwijze aan te passen. Dit is een cultuurverandering. Wij denken dat de VBHC-methodiek daartoe meer bijdraagt dan lange lijsten van uitvragen en periodieke accreditatietrajecten.

Voorbeeld

Verbeteringen in de zorg voor borstkanker
De borstkankerprofessionals van de zeven ziekenhuizen zijn in 2016 met de VBHC-verbetercyclus rondom borstkanker gestart. Ieder halfjaar vergelijken ze de resultaten van behandelingen en de werkwijze van de artsen daarbij. Ieder ziekenhuis haalt uit die gesprekken en data de verbeterpunten die ze in hun eigen ziekenhuis oppakken. Samen verbeteren de teams zo de zorg voor al onze borstkankerpatiënten. In 2017 zijn voor het eerst de resultaten van deze werkwijze gepubliceerd. De patiënt krijgt op deze manier inzicht. Dat levert soms verrassende inzichten op, bijvoorbeeld een plastisch chirurg die veel minder patiënten met nabloedingen had dan collega-chirurgen. Dat bleek te komen doordat hij een langere wondspoeling deed, iets wat niet in het standaardbehandelprotocol staat. Die best practice namen andere chirurgen over, waarna ook bij hen het aantal nabloedingen daalde.
De belangrijkste uitkomsten en verbetering in de zorg voor borstkanker in de Santeon-ziekenhuizen:
1. sneller naar huis na een borstsparende operatie;
2. beter meebeslissen over de behandeling;
3. minder heroperaties;
4. patiënten praten mee over verbeteringen.

Voor het volledige rapport: ▶ www.santeon.nl.

15.5 Uniformiteit

Pas als er een uniforme wijze van dataverzameling is bereikt, is discussie over verschillen in uitkomsten mogelijk. Dan zullen data echt leiden tot inzicht, en vervolgens tot actie en impact. Zo kan de effectiviteit van bijvoorbeeld een nieuwe operatiemethode beoordeeld worden. Werken volgens de VBHC-methode betekent daarmee dat de zorg continu verbeterd wordt. Men zal echter de bereidwilligheid moeten hebben om suggesties van andere professionals samen te onderzoeken; door samen volgens eenzelfde protocol te werken, zorgvuldig de uitkomsten van zorg bij te houden en onderling te bespreken. De kans dat dit slaagt, staat of valt bij de mate waarin men zich betrokken en verantwoordelijk voelt voor het resultaat van de gehele groep. De groep van aangesloten ziekenhuizen en professionals kan daarom niet al te groot zijn.

VBHC leidt niet alleen tot een verdere uniformering van de werkwijze en protocollen. Meer en meer zal ook gebruikgemaakt gaan worden van dezelfde materialen of devices. Samen inkopen wordt dan ook een belangrijk onderdeel van een VBHC-verbetercyclus, met als nog belangrijker doel om samen te innoveren. Daarmee komt binnen de Santeon-ziekenhuizen een zorgproduct tot stand dat onderling steeds minder variatie kent en daardoor ook samen aan zorgverzekeraars te verkopen is. We verwachten dat na enkele jaren de variatie binnen de Santeon-ziekenhuizen zo klein geworden is, dat de onderlinge prikkel tot verbeteren wellicht kleiner wordt. Maar dat gaat niet op voor de gezamenlijke stimulans tot aanpassing. In dat geval wijken we namelijk uit naar best practices elders in de wereld of verschuift de focus naar snelle implementatie van innovatieve behandelingen.

15.6 Samen beslissen

Een relatief nieuw en zeker nog onvoldoend verkend element binnen VBHC is 'beter onderbouwd beslissen', samen met de patiënt. De uitkomst van zorg wordt vooral bepaald door de patiënt zelf, met zijn unieke combinatie van medische historie, actuele gezondheidsstatus, genetische 'opmaak' en socio-economische eigenschappen. Deze individuele omstandigheden zijn van groter belang in het voorspellen van de uitkomst van een behandeling dan de veronderstelde verschillen in kwaliteit tussen ziekenhuizen. Het bespreken van verwachte uitkomsten van zorg op basis van de variabelen van de patiënt zelf staat echter nog in de kinderschoenen. De eerste ervaringen worden nu opgedaan. Zo heeft Santeon een rekenregel ontwikkeld voor prostaatkanker, op basis waarvan bepaald kan worden welke behandeling voor mannen in hun specifieke situatie de minst risicovolle is. Binnen het St. Antonius Ziekenhuis wordt de laatste hand gelegd aan een vergelijkbaar model voor patiënten die in aanmerking komen voor een hartoperatie. Uiteindelijk is dit waar zorgverleners steengoed in moeten worden: het ontwikkelen van predictiemodellen die op basis van *real world*-uitkomsten gecombineerd met patiëntkenmerken en -voorkeuren de besluitvorming tussen arts en patiënt over het te volgen behandeltraject ondersteunen (*shared decision making*). Dat maakt het mogelijk dat een patiënt voor iedere aandoening niet de gemiddelde uitkomsten hoort, maar zijn individuele prognose verneemt. Maar daarvoor is een groot aantal patiënten voorwaardelijk. Santeon kan dit doen, omdat de zeven ziekenhuizen een vergelijkbaar kwaliteitsniveau, portfolio en omvang hebben. Er zijn ook andere instanties, zoals mijnreumanet en de IBD-coach, die patiënten via een portal inzicht geven over de kwaliteit van leven gedurende het verloop van hun chronische aandoeningen. Wij staan nog in de kinderschoenen qua technieken die we gebruiken. Naarmate we binnen Santeon beter worden in het analyseren van de patiëntuitkomsten over de keten heen en daarbij gebruik gaan maken van machine learning-technieken, ongestructureerde data verwerken en leren hoe we daarmee onze medisch professional en patiënt het beste ondersteunen, kunnen we een grote stap voorwaarts zetten om nog betere uitkomsten tegen lagere kosten te realiseren.

VBHC zorgt ook voor een paradigmashift in de wetenschap. Als kwaliteit van zorg echt de standaard wordt, dan zal de effectiviteit van oude en nieuwe behandelingen opnieuw moeten worden vastgesteld. En dat is een revolutie. Nieuwe behandelingen werden tot dusverre vooral beoordeeld op basis van impact op overleving. We kennen allemaal voorbeelden waarbij langere overlevingsduur gepaard gaat met een relatief slechte kwaliteit van leven. Sommige patiënten zullen kiezen voor hogere kwaliteit of intensiteit van leven, waarbij zij minder waarde hechten aan verlenging van leven. Is er straks nog een gouden standaard om het effect van nieuwe therapie te meten? Het wordt een meer individuele overweging van waaraan men de voorkeur geeft: kwaliteit of tijd. Dat gaat andere eisen stellen aan het beoordelen van bestaande en nieuwe behandelopties. En ook aan de behandelrichtlijnen die worden opgesteld door wetenschappelijke verenigingen, en de manier waarop ziekenhuisprotocollen worden vastgesteld.

Conclusie

Kortom, VBHC is gestoeld op een zorgvuldige analyse van data over uitkomsten van zorg. Deze data moeten realtime beschikbaar zijn voor de kortcyclische verbeteringen onder zorgprofessionals. Patiënten krijgen de beschikking over predictiemodellen, waarmee zij meer informatie krijgen over de uitkomsten van zorg, gebaseerd op hun eigen risicoprofiel. Dat vergt in de meeste ziekenhuizen een forse investering in data, analysetechnieken en ICT. Ook zullen we nog meer aandacht moeten besteden aan de gehele keten van zorg. Patiënten gaan nu van de ene organisatie naar de andere, zonder dat we in de meeste situaties inzicht hebben in de kwaliteit van de gehele keten of weten waar het verbeterpotentieel zit. Voordat dit alles werkelijkheid is, zijn we wel een paar jaar verder. Werken volgens VBHC vraagt tijd, geduld en geld. Maar we verwachten met VBHC betere kwaliteit, lagere kosten en meer tevredenheid bij zorgpersoneel en patiënten te bereiken.

Digitalisering in de zorg – voorwaarde voor procesverbetering

Ann Ouvry

16.1 Inleiding – 122

16.2 Historisch perspectief – 122

16.3 Nieuwe digitale mogelijkheden, nieuwe kansen – 124

© Bohn Stafleu van Loghum is een imprint van Springer Media B.V., onderdeel van Springer Nature 2019
F. Kreier en I. Verberk-Jonkers (Red.), *De dokter en digitalisering*,
https://doi.org/10.1007/978-90-368-2161-2_16

16.1 Inleiding

Meer dan ooit tevoren biedt digitalisering in de zorg nieuwe mogelijkheden voor verbeteren van de doelmatigheid, een gelijkwaardiger relatie tussen arts en patiënt en effectieve behandelmethoden. In dit hoofdstuk geven we een kort historisch perspectief wat digitalisering tot nu toe voor de zorg heeft betekend en kijken we vooral vooruit naar de kansen die verdere digitalisering biedt voor artsen en patiënten. Digitalisering gaat echter niet alleen om de invoering van digitale technologie. Digitalisering is met name een veranderproces dat diep ingrijpt in de dagelijkse praktijk van artsen en zorgverleners, in de leefwereld van mensen met een chronische aandoening en in de interactie tussen arts en patiënt. Digitalisering leidt inherent tot democratisering. Digitale informatie komt breder beschikbaar waardoor grenzen vervagen. Initieel leidt dit bij professionals vaak tot angst voor verlies van autonomie en autoriteit. Informatie delen met patiënten en met andere zorgverleners in het zorgproces is cruciaal voor het verbeteren van de effectiviteit en kwaliteit van zorg. Daarnaast biedt digitalisering nieuwe mogelijkheden om artsen te helpen bij het verwerken van steeds grotere hoeveelheden data, het stellen van een correcte diagnose en het bepalen van de best passende behandeling.

16.2 Historisch perspectief

Aan de hand van twee voorbeelden lichten we toe welke impact digitalisering nu reeds heeft op zorgverleners en de wijze waarop we in Nederland de zorg organiseren.

- Digitalisering beelddiagnostiek

De eerste grote digitaliseringsgolf in het primaire zorgproces in het ziekenhuis vond plaats in de jaren negentig van de vorige eeuw, met de digitalisering van medische beeldvorming. De werkprocessen op de afdeling radiologie zijn hierdoor fundamenteel veranderd, alsook de interactie tussen radioloog en aanvragend arts. Diagnostische beelden zijn niet langer het exclusieve domein van de radioloog. De rol van de radioloog is verschoven van maker van beelden naar expert en adviseur op het gebied van beelddiagnostiek. Daarnaast heeft digitale beeldvorming de ontwikkeling van betere en minder invasieve diagnostische methoden mogelijk gemaakt.

Een volgende belangrijke stap in de digitalisering van dit vakgebied is de toepassing van *artificial intelligence* (AI) voor beeldinterpretatie. Daar waar de eerste digitaliseringsgolf vooral geleid heeft tot meer efficiency (hogere productie, kortere doorlooptijd, minder ondersteunend personeel) en betere beschikbaarheid van informatie, zal AI de arts nu ondersteunen bij het stellen van een diagnose en mogelijk het routinematig verslaan van onderzoeken deels overnemen. De rol van digitale technologie verandert hierdoor in de artsenpraktijk, van *workhorse* naar digitale assistent en raadgever.

16.2 · Historisch perspectief

- **Het elektronisch patiëntendossier**

De volgende grote digitaliseringsgolf in het begin van deze eeuw wordt gekenmerkt door de invoering van elektronische patiëntendossiers (EPD). De implementatie van een EPD brengt grote veranderingen teweeg in de dagelijkse werkpraktijk van alle zorgverleners. Afdelingen, specialismen en ondersteuners worden digitaal in procesketens met elkaar verbonden. De vroege EPD-implementaties betroffen vooral het digitaliseren van de papieren praktijk. Al gauw bleek dat hiermee de tekortkomingen van de papieren werkwijze niet werden opgelost. Multidisciplinair werken werd niet ondersteund en het bleef lastig, zo niet onmogelijk, om een integraal beeld op te bouwen van de problematiek van een patiënt. De huidige EPD's dwingen een bepaalde mate van standaardisatie van vastlegging en werkprocessen af om deze problemen te verminderen.

Aandacht voor de (her)inrichting van werkprocessen is meer en meer een belangrijke succesfactor bij de implementatie van een EPD. De huidige EPD's ondersteunen de processen van een zorginstelling op drie niveau's: de registratie- en facturatieprocessen, de zorglogistieke processen en het medisch en zorgproces zelf. Een goed lopend proces vereist afstemming tussen al deze disciplines en de bereidheid om een deel van de afdelings- en eigen autonomie op te geven ten gunste van betere dienstverlening of betere integrale zorg. Dit veranderproces verloopt met horten en stoten.

> **Veiliger en efficiënter werken**
> Het gebruik van een integraal EPD draagt bij aan betere kwaliteit van zorg en helpt fouten voorkomen. Gegevens vastgelegd op de spoedeisende hulp zijn bij opname direct beschikbaar op de verpleegafdeling. Bij controlebezoeken ziet de arts wat er zoal tijdens de opname is gebeurd. Na een operatie weet de verpleegkundige direct welke opiaten er gebruikt zijn en wat het postoperatieve pijnbeleid is. Het EPD waarschuwt indien de nierfunctie te slecht is voor het gebruik van bepaalde medicatie. Naast veiliger zorg door betere informatie, kunnen ook diverse processen efficiënter worden gemaakt. Door gebruik te maken van ordersets kan de arts voor veel voorkomende diagnoses eenvoudig aanvragen voor diagnostiek uitzetten. Deze aanvragen worden door de laboratoria en onderzoeksafdelingen automatisch verwerkt. Voor veelvoorkomende indicaties worden gestandaardiseerde opname- en zorgplannen gemaakt. Opname-, operatie en ontslagdatum zijn van te voren bekend. De verpleegkundige weet precies welke acties wanneer moeten worden uitgevoerd en hoeft enkel nog eventuele bijzonderheden te rapporteren. Patiënten melden zich via aanmeldzuilen aan voor hun bezoek op de polikliniek of onderzoeksafdeling waardoor de polikliniekassistenten zich meer kunnen richten op het begeleiden en ondersteunen van de spreekuren.

Het optimaliseren en verbeteren van het gebruik van een EPD is geen technisch vraagstuk, maar vergt vooral proceseigenaarschap en procesregie. Alleen als proces- en EPD-inrichting hand in hand gaan, worden de beste resultaten bereikt en is de tevredenheid van de artsen over het EPD het grootst. Wanneer dit niet gebeurt, ontstaan er ongewenste *workarounds*. Recent is een promotieonderzoek uitgevoerd naar workarounds die ontstaan na de implementatie van een EPD in een academisch ziekenhuis (zie ▶www.nyenrode.nl). Dit onderzoek onderstreept het belang van goede opleiding van de zorgprofessionals en aandacht voor de inbedding van de applicatie in het zorgproces. Een goed werkend EPD vereist een optimale samenwerking tussen zorgverleners en EPD-specialisten. IT is hiermee niet langer het exclusieve domein van de afdeling ICT, maar een onmisbaar werkinstrument voor de zorgprofessional.

Voorbeelden

Procesverbetering vergt delen en loslaten
Het is dikwijls nog steeds niet mogelijk om vanuit één contactpunt afspraken te maken voor patiënten in het ziekenhuis omdat afdelingen vasthouden aan hun eigen agenda met ingewikkelde afspraakcodes. Door de complexiteit van deze codes kunnen patiënten ook niet zelf digitaal een afspraak plannen.
Een ander voorbeeld: bijna geen enkel ziekenhuis beschikt over een volledig medicatiedossier omdat bepaalde specialismen medicatie in een eigen applicatie vastleggen. Dit leidt tot potentieel gevaarlijke situaties bij een acute opname omdat essentiële medische informatie niet toegankelijk is.

16.3 Nieuwe digitale mogelijkheden, nieuwe kansen

EPD's hebben net als digitale beelden geleid tot betere beschikbaarheid van informatie, kortere doorlooptijd van diagnostiek en minder behoefte aan ondersteunend personeel, maar dragen nog onvoldoende bij aan het verbeteren van de effectiviteit van zorg. Artsen klagen over een toegenomen registratielast en onvoldoende daadwerkelijk profijt van het werken met een EPD. Hiervoor zijn nieuwe veranderingen nodig, waarvan we in deze paragraaf enkele nader beschouwen.

Delen is vermenigvuldigen

Stijgende zorgkosten en dreigend personeelstekort dwingen ons kritisch te kijken naar de huidige organisatie van de zorg en opnieuw te beschouwen welke zorg waar het beste geleverd kan worden, alsook om meer aandacht te besteden aan voorkomen in plaats van genezen. We gaan meer in zorgnetwerken werken, waarbij alleen nog complexe zorg en behandelingen in het ziekenhuis zullen plaatsvinden. Door middel van thuismonitoring en begeleiding van patiënten met een chronische aandoening beogen we acute problemen en opnames te voorkomen. Dit alles vergroot de noodzaak tot het delen van medische gegevens buiten de muren van zorgorganisaties. De huidige EPD's zijn hier slechts beperkt op ingericht. Digitale zorgplatforms gaan voorzien in deze informatiebehoefte. Deze platforms zullen pas optimaal renderen als de samenwerkingsprocessen tussen eerste en tweede lijn, tussen cure en care, op elkaar worden afgestemd en partijen bereid zijn – soms ten koste van de eigen productie en het eigen inkomen – bepaalde activiteiten los te laten ten gunste van goedkopere en effectievere zorg.

Een vergelijkbare ontwikkeling vindt plaats in de samenwerking tussen perifere ziekenhuizen en topklinische centra. In bijna elke regio in Nederland is een digitale infrastructuur voor de uitwisseling van data en beelden beschikbaar, maar deze infrastructuur wordt pas effectief benut zodra de samenwerkingsprocessen effectief worden ingericht. Ook dit vraagt om een procesregisseur die zorg draagt voor de afstemming tussen de betrokken zorgprofessionals door de muren van de instellingen heen.

- Patiënt als actieve participant in het zorgproces

Door maatschappelijke ontwikkelingen, maar ook door de mogelijkheden die digitalisering biedt, worden patiënten steeds meer als actieve participant betrokken in hun zorgtraject. De overheid stelt een aanzienlijk subsidiebedrag beschikbaar om zorgorganisaties te stimuleren medische gegevens digitaal te delen met patiënten en cliënten. Zorgorganisaties starten met het beschikbaar stellen van medische gegevens en digitale diensten via een patiëntenportaal. De impact hiervan op artsen is groot. Een gesprek met een goed geïnformeerde patiënt verloopt anders, patiënten kunnen fouten ontdekken in hun medisch dossier, zien uitslagen van onderzoeken in een vroeg stadium.

Zorgdigitalisering dringt meer en meer door in de leefwereld van patiënten en burgers. De Nederlandse overheid stimuleert de ontwikkeling van persoonlijke gezondheidsomgevingen, digitale platforms waarop burgers zelf hun medische en zorggegevens kunnen downloaden en beheren, aanvullen met gegevens van devices en eigen bevindingen, en voorzien van slimme toepassingen op het gebied van gezondheidsvoorlichting, coaching en advisering. Deze ontwikkelingen stellen uitdagingen aan hoe we met digitale informatie en diensten omgaan in de zorg. Informatie dient in een duidelijke en begrijpelijke taal te worden aangeboden. Digitale diensten moeten laagdrempelig en eenvoudig te bedienen zijn.

De zorgsector laat momenteel nog veel kansen liggen om een deel van de administratieve en logistieke taken via selfservice-diensten door patiënten te laten uitvoeren. Want ook dat vergt het loslaten van controle en herinrichten van processen. Als we patiënten zelf digitaal afspraken laten maken, dan moeten de afspraakopties eenvoudig en eenduidig zijn. Agenda's van poliklinieken moeten opnieuw worden ingericht en sterk vereenvoudigd. Als we ons laten inspireren door de bank- en reiswereld, dan wordt snel duidelijk dat ook in de zorg op velerlei gebieden digitale dienstverlening mogelijk is. Dit vereist echter de bereidheid om de standaardinrichting van spreekuren, consulten, communicatie met patiënten en cliënten los te laten en een digitaal alternatief aan te bieden voor een groeiend deel van de patiëntenpopulatie die hiermee adequaat weet om te gaan.

- Digitale technologie als raadgever

Beschreven ontwikkelingen zijn logische vervolgstappen in het gebruik van digitale informatie in de zorg. Digitalisering zal uiteindelijk ook een meer disruptieve invloed hebben op de gezondheidszorg door het gebruik van *advanced analytics*, machine learning en AI. Afgelopen jaren hebben we grote hoeveelheden medische gegevens verzameld in de diverse EPD's. Tel daarbij op de data die burgers zelf genereren door het gebruik van wearables en devices. De verwachting is dat zodra we deze data kunnen ontsluiten en hierin patronen en relaties herkennen, we met gebruik van deze technieken steeds beter in staat zullen zijn om ziektes en mogelijke complicaties te voorspellen en de best passende behandelmethode te kiezen (zie ▶ www.ictmagazine.nl).

> **Advanced analytics**
> Analytics zullen de komende jaren een steeds belangrijker rol krijgen om de effectiviteit van zorg te verbeteren:
> - door beter te begrijpen welke behandelmethoden effectief zijn voor bepaalde patiëntengroepen;
> - door identificatie van risicopatiënten en tijdig bijstellen van beleid en adequate interventie ter voorkoming van complicaties;
> - door optimale afstemming van zorgvraag en inzet van resources, een absolute noodzaak gezien het dreigende personeelstekort.
>
> Hierdoor wordt het mogelijk om fundamentele procesoptimalisaties onderbouwd door te voeren, die grote invloed zullen hebben op de wijze waarop zorg wordt verleend.

Digitalisering is een *enabler*, maar steeds meer ook een voorwaarde voor het verbeteren van de effectiviteit en efficiëntie van zorg. Daadwerkelijke procesverbeteringen vragen echter de bereidheid om te veranderen, om een deel van de eigen autonomie los te laten en informatie te delen met andere zorgverleners, met patiënten en cliënten. Als informatie wordt gedeeld, vervagen grenzen en ontstaan nieuwe mogelijkheden. Dit vergt leiderschap en moed van artsen en zorgprofessionals.

Digitalisering wordt steeds meer een instrument in handen van de zorgprofessionals ten behoeve van verbetering van het zorgproces, zowel medisch-inhoudelijk, logistiek-procesmatig, als ter ondersteuning van de patiëntbeleving. Dit vergt adequaat informatie- en procesmanagement, zodat de data die worden vastgelegd daadwerkelijk kunnen worden benut ten behoeve van medische besluitvorming en het verkrijgen van inzichten.

Door het toepassen van geavanceerde data-analysetechnieken zullen we steeds beter inzicht krijgen in de effectiviteit van de zorgprocessen en het medisch handelen. De inzichten die we verkrijgen uit advanced analytics zullen artsen en zorgmanagers meer dan ooit confronteren met de noodzaak om medisch beleid, zorgprocessen en planningsprocessen aan te passen en te optimaliseren om zorg te blijven leveren die waarde toevoegt voor patiënten en cliënten en zorgvuldig om te gaan met resources.

Implementatie van e-Health – van overweging naar structureel gebruik

Wouter Wolters

17.1 Inleiding – 128

17.2 Wat is implementatie? – 128

17.3 Het belang van implementatie – 129

17.4 Implementatie – waar te beginnen? – 130
17.4.1 Fases van implementatie – 130
17.4.2 Implementatiefase: visie en strategie – 130
17.4.3 Implementatiefase: planvorming – 132
17.4.4 Implementatiefase: ontwikkeling – 133
17.4.5 Implementatiefase: uitvoering en evaluatie – 133
17.4.6 Implementatiefase: opschaling – 134

17.5 Belangrijkste valkuilen – 134

17.6 Belangrijkste doel van implementatie – 134

Geraadpleegde literatuur – 134

© Bohn Stafleu van Loghum is een imprint van Springer Media B.V., onderdeel van Springer Nature 2019
F. Kreier en I. Verberk-Jonkers (Red.), *De dokter en digitalisering*,
https://doi.org/10.1007/978-90-368-2161-2_17

17.1 Inleiding

Inmiddels bestaat er een brede overtuiging dat e-Health bij kan dragen aan het oplossen van de grote vraagstukken in de zorg. Er zijn tal van mooie doelmatigheidsonderzoeken die dit uitwijzen. Aan het project *Effective Cardio* werkten bijvoorbeeld meerdere ziekenhuizen, ruim 400 hartfalenpatiënten, thuiszorgorganisaties, zorgverzekeraars, een onderzoeksbureau en een leverancier van zorgtechnologie samen aan de optimalisatie van het zorgpad Hartfalen door middel van telemonitoring. Uit een impactanalyse (zie Stuurgroep Effectieve Cardio 2014), gericht op de effecten op primair proces, werklast en financieel resultaat, bleek dat het geoptimaliseerde zorgpad leidt tot een absolute afname van verrichtingen en tot een verschuiving van een klinische naar een meer poliklinische behandelsetting. Het geoptimaliseerde zorgpad leidt tevens tot een aanzienlijke schadelastreductie. Wanneer dit bij 50 % van alle hartfalenpatiënten (onder behandeling in een ziekenhuis) ingezet wordt, bespaart dit jaarlijks meer dan 82 miljoen euro. Gelijktijdig is e-Health geen walhalla en is het lastig iets eenduidigs te zeggen over doelmatigheidsonderzoek. Het benutten van de potentie ervan (waaronder doelmatigheid) gaat namelijk vaak veel meer over de manier waarop je e-Health organiseert dan over de techniek erachter. Wanneer je e-Health niet goed implementeert dan zal deze evenmin doelmatig blijken. Dit hoofdstuk gaat daarom in op het hoe en waarom van implementatie.

17.2 Wat is implementatie?

Implementatie van e-Health is onder te verdelen in technische en organisatorische implementatie.

- **Technische implementatie**

Technische implementatie richt zich vooral op de productmatige kant. Het gaat dan om installatie en configuratie van de toepassing/het systeem, koppeling met andere systemen, inrichten van rechten en rollen en het aanmaken van gebruikers. De technische implementatie is succesvol indien de technologische toepassing gebruiksklaar is.

- **Organisatorische implementatie**

Bij organisatorische implementatie gaat het vooral om de procesmatige kant. Denk daarbij aan ondersteuning en aandacht voor behoeften, kennis, houding, gedrag, vaardigheden en werkprocessen. Organisatorische implementatie is succesvol indien de beoogde innovatie in de praktijk daadwerkelijk meerwaarde biedt en structureel gebruikt wordt.

- **Impact op de gehele organisatie**

Het werken met e-Health raakt de gehele organisatie. Het vraagt andere manieren van financiering, andere manieren van werken, andere vaardigheden, andere faciliteiten, een andere verhouding tot klanten en vraagt van zorgorganisaties andere manieren van organiseren van deze dienstverlening. Omdat succesvol implementeren van digitale (zorg)innovatie vooral gaat om de menselijke kant, richten we ons in dit hoofdstuk vooral op organisatorische implementatie.

17.3 Het belang van implementatie

We leven in een digitaal tijdperk. Er is veel aandacht voor technologische innovatie en we putten hoop uit de potentiële oplossingen die technologie voor grote vraagstukken biedt. Zo ook voor de zorg. Loop over een gemiddeld congres en je wordt overstelpt door leveranciers die je een walhalla (zie ook Wolters 2013) beloven zodra je hun product gebruikt. Met argumenten over de fysieke eigenschappen, uiterlijke verschijningsvorm en het aantal aangemaakte accounts bij collega-instellingen is adoptie ervan bijna vanzelfsprekend.

- **Verleiding**

Zo worden zorgorganisaties dagelijks verleid door mooie e-Health-producten. De aanschaf ervan leidt echter vaak tot teleurstelling doordat gebruik ervan uitblijft. Bijvoorbeeld doordat bij de start van visie- en strategiebijeenkomsten de producten reeds aangeschaft zijn. Het resultaat is dat de aangeschafte producten niet gericht zijn op de meest nijpende pijnpunten en dat implementatie – laat staan opschaling – uitblijft. Resultaat is ook dat gebruikers vanaf het begin gepasseerd zijn. Tegen de tijd dat een pilot georganiseerd wordt, blijken medewerkers de toegevoegde waarde niet te zien en ongemotiveerd te zijn om te investeren in de verandering die nodig is. Een behoorlijke investering armer en een desillusie rijker is de balans die dan opgemaakt wordt.

- **Technologische innovatie vs. sociale innovatie**

Dit probleem is niet alleen gebaseerd op wat wij tegenkomen in ons werk maar ook op basis van uitgebreid wetenschappelijk onderzoek naar succesvolle innovatie. Zo wordt onder leiding van professor Volberda sinds 2006 jaarlijks onderzoek gedaan naar het innovatie- en concurrentievermogen onder ruim 10.000 Nederlandse bedrijven (Rotterdam School of Management, Erasmus University 2012). Dit onderzoek maakt steevast duidelijk dat niet-succesvol doorgevoerde innovaties gekenmerkt worden door organisaties die 75 % van hun tijd en middelen besteden aan technologische innovatie en slechts 25 % aan sociale innovatie. Bij succesvol doorgevoerde veranderingen blijken de verhoudingen juist andersom. Installatie van technologie en een knoppentraining staan kortom niet gelijk aan een succesvolle adoptie. Om mensen aan te zetten tot ander gedrag en dagelijks gebruik van e-Health in hun zorgproces is aandacht voor de menselijke kant cruciaal (zie ook Wolters 2016).

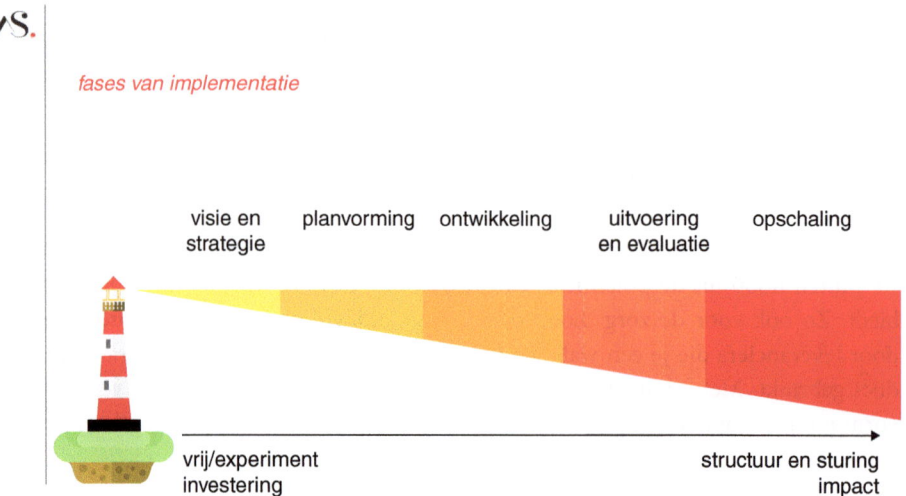

Figuur 17.1 Model fases van implementatie. (Bron: Buro Wisselstroom)

17.4 Implementatie – waar te beginnen?

Continue betrokkenheid en een goed beeld van de aanleidingen, urgentie en behoeften van gebruikers (patiënten en medewerkers) zijn krachtvoer voor daadwerkelijk gebruik van technologie. Op deze manier creëer je eigenaarschap en staat centraal wat er voor patiënten, medewerkers en de organisatie toe doet: kwalitatieve dienstverlening zo plezierig, efficiënt en effectief mogelijk uitvoeren. Dit betekent in de praktijk initieel iets vertragen (in visie, strategie en planvorming), om gedurende het grootste deel van het project behoorlijk te kunnen versnellen omdat iedere stakeholder vanaf het begin betrokken is.

17.4.1 Fases van implementatie

Binnen implementatie onderscheiden we de volgende fases (zie fig. 17.1):
- visie en strategie;
- planvorming;
- ontwikkeling;
- uitvoering en evaluatie;
- opschaling.

17.4.2 Implementatiefase: visie en strategie

Het kennen en begrijpen van de aanleiding(en), belangen en noodzaak van een innovatie vormen de belangrijkste fundering en bron voor motivatie. Deze motivatie hebben mensen nodig om te kunnen investeren in de (organisatie)verandering die gepaard gaat met de innovatie. Bij het onderzoeken van de belangen en behoeften gaat het om die van de organisatie, medewerkers en patiënten.

- **Belangen en behoeften van de organisatie**

De belangen en behoeften van de organisatie vormen het kader voor de verdere inrichting van innovatie. Dit kader is van groot belang om gericht te innoveren en te zorgen dat innovatie bijdraagt aan organisatiedoelen en niet slechts een PR-project wordt. Om het kader te vormen, is het belangrijk antwoord te krijgen op de vragen:
- Welke ontwikkelingen (in demografie, politiek, maatschappij, sector en de organisatie) vormen de aanleiding voor innovatie?
- Wat gebeurt er als we bij het oude blijven en hoe beïnvloedt/belemmert dit de organisatie en medewerkers om te kunnen werken aan de missie?
- Wat zijn de belangrijkste organisatiedoelen?

- **Belangen en behoeften van gebruikers (medewerkers en patiënten)**

Wil je zorgen dat de innovatie aansluit bij de behoeften en motivatie van gebruikers en zodoende ook daadwerkelijk gebruikt wordt? Houd het dan eenvoudig en focus op diezelfde gebruikers door hen vanaf het begin te betrekken en te achterhalen:
- waar in de dagelijkse praktijk behoefte aan is;
- welke fricties en frustraties gebruikers ervaren;
- wanneer gebruikers voldoening ervaren;
- wat de hoogste prioriteit heeft;
- welke faciliteiten en ondersteuning nodig zijn om te komen tot gebruik van de innovatie.

Het aangeven van je behoeften levert niet allen nuttige input, maar draagt ook sterk bij aan commitment aan de beoogde (organisatie)verandering. Zo weten we uit ervaring dat mensen veranderbereid zijn indien de innovatie zich richt op relevante en door hen geprioriteerde behoeften.

- **Gemene delers en prioriteren**

Nu de geprioriteerde belangen en behoeften van alle stakeholders bekend zijn, is het de kunst om de gemene delers te ontdekken door het samenvoegen of verenigen van belangen en behoeften. Uitgangspunt is dat de innovatie voorziet in een belang of behoefte van iedere stakeholder. Verdere focus breng je aan door te kijken waar de meeste impact gemaakt kan worden. Bijvoorbeeld door te kijken welke gemene deler gepaard gaat met het grootste volume patiënten/medewerkers.

Op basis van het behoefteonderzoek bekijk je vervolgens gericht welke (technologische) middelen passen bij het vraagstuk. Aan de hand van de gekozen middelen wordt bepaald hoe de nieuwe dienstverlening in grove lijnen eruitziet. Dit geeft concrete input voor de planvormingsfase.

17.4.3 Implementatiefase: planvorming

In deze fase wordt de impact van de plannen op mensen, middelen en de organisatie in kaart gebracht. Ook wordt bekeken welke concrete vervolgstappen en commitment benodigd zijn. Hiermee kan de organisatie een gedegen besluit nemen over het wel/niet doorzetten van de voorgenomen innovatie.

- **Financiële en organisatorische impact**

Bij het inventariseren van de impact gaat het om de financiële en de organisatorische impact. Bij de organisatorische impact gaat het om:
- welke werkprocessen op hoofdlijnen nodig zijn om kwaliteit te bieden;
- ondersteuning die medewerkers nodig hebben voor een goede uitvoering van de nieuwe werkprocessen (denk aan kennis, vaardigheden, projectinformatie en -communicatie, intervisie, aansturing, faciliteiten);
- ondersteuning die patiënten nodig hebben om gebruik te maken van de e-Health-toepassing(en);
- faciliteiten (licenties, aanpassingen in ICT, koppelingen, aanpassing toegangsrechten, eventuele aanschaf apparaten et cetera);
- de fasering (van ontwikkeliteraties naar pilot naar structurele inzet);
- het commitment dat van de belangrijkste stakeholders gevraagd wordt – cruciaal om te voorkomen dat de eerder ontwikkelde visie en strategie door de waan van de dag verwatert.

In geval van de financiële impact (businesscase) gaat het om de kosten en baten van de vernieuwde dienstverlening, de benodigde ondersteuning aan gebruikers en de benodigde faciliteiten (denk aan licenties, eventuele apparatuur, beheer et cetera). Maar ook gaat het over de vraag met hoeveel gebruikers we starten, hoe het groeipad van gebruik eruitziet, welke mate van structurele inzet geambieerd wordt en in welke mate bestaande dienstverlening vervangen wordt. Houd binnen de planning en het budget ook rekening met voortschrijdend inzicht. Zo creëer je ruimte voor de goede ideeën die vaak tijdens het ontwikkelproces ontstaan als mensen eenmaal ervaren wat er mogelijk is.

- **Onderbouwd besluit**

Op basis van de impactanalyse weten we welke impact de plannen hebben op gebruikers, middelen en organisatie. Daarbij weten we ook welk commitment dit vraagt van de betrokkenen. Daarmee kan een onderbouwd besluit genomen worden. Na een 'go' kan in relatief kort tijdsbestek het meer gedetailleerde plan van aanpak geschreven en de projectorganisatie ingericht worden.

17.4.4 Implementatiefase: ontwikkeling

In deze fase gaat het om gebruiksklaar maken (ontwikkeling of configuratie) van de digitale zorgtoepassing. Een vinger aan de pols houden met de opgestelde visie en strategie is cruciaal in deze fase. Immers: visie en strategie zijn pas iets waard als ze toegepast worden in de praktijk. Indien bijvoorbeeld 'eigen regie' een belangrijk onderdeel van de visie en strategie is, dient dit nadrukkelijk verwerkt te worden in de functionaliteit voor patiënten en in de werkprocessen voor medewerkers. Ga je iets nieuws ontwikkelen? Hak dit dan zo veel mogelijk op in kleine onderdelen. Op deze manier ervaar je snel succes, ontstaat meer grip op de planning en behoud je ruimte voor voortschrijdend inzicht.

- Startklaar maken van de organisatie

Het meest belangrijke onderdeel is het startklaar maken van de organisatie ten behoeve van de pilot. Hierbij gaat het om het aanpassen of ontwerpen van werkprocessen, kennis en vaardigheden. Bespreek voor een goede pilotvoorbereiding de volgende vragen met het pilotteam:
- Wat vinden we kwalitatief goede digitale zorg?
- Welke werkprocessen moeten ontwikkeld of aangepast worden voor een eenduidige toepassing?
- Welke gewoonten moeten aan- en afgeleerd worden?
- Hoe kan de pilot gesaboteerd worden en welke preventieve maatregelen moeten we nemen?
- Welke ethische aspecten zijn er en hoe gaan we hiermee om?
- Welke vaardigheden en ondersteuningsstructuur (intervisie) ten behoeve van kwalitatieve en verantwoorde e-Health is wenselijk?
- Welke vaardigheden (discipline, lees- of schrijfvaardigheid) of randvoorwaarden zijn nodig voor patiënten?
- Hoe wordt de interventie geïntroduceerd bij patiënten?

Het gezamenlijk beantwoorden van deze vragen is erg waardevol voor de implementatie. Hoe meer iets eigengemaakt wordt, des te sterker de implementatie. Noteer ook de argumenten achter de antwoorden op deze vragen. Dit biedt waardevolle input en inzichten voor medewerkers die aanhaken na de pilotfase.

17.4.5 Implementatiefase: uitvoering en evaluatie

Tijdens deze fase wordt in pilots ervaring opgedaan met de toepassing en werkprocessen. Centraal staan het ervaring opdoen met (structureel) gebruik van de digitale zorgtoepassing en realisatie van de beoogde meerwaarde. Op basis van intervisie en evaluatie wordt het product, het proces en de daadwerkelijke dienstverlening bijgeschaafd.

17.4.6 Implementatiefase: opschaling

In deze fase vindt opschaling plaats naar een groter gebruik binnen de bestaande afdeling. Binnen opschaling gaat het om:
- structuur: van experimentele inzet (pilot) naar standaard werkwijze;
- sturing: van kwaliteit naar kwantiteit (van enkele patiënten naar in principe elke cliënt);
- tempo: van beperkte schaal naar organisatiebrede inzet (van een pilot binnen een afdeling naar gebruik binnen alle soortgelijke afdelingen).

Bij opschaling naar andere afdelingen is het altijd raadzaam om na te gaan of de output van de implementatiefases visie en strategie tot en met ontwikkeling op alle fronten herbruikbaar zijn of dat gedeeltelijke herijking nodig is om het geheel passend te maken.

17.5 Belangrijkste valkuilen

Een van de grootste valkuilen is je blindstaren op technologie en denken dat e-Health-implementatie enkel een kwestie is van doen (zie ook Wolters 2018). Hierdoor haasten we onszelf vaak te snel in een project, waardoor het waarom voor de belangrijkste gebruikers vaak onduidelijk is en er vanaf het begin weerstand gecreëerd wordt. Een andere belangrijke valkuil is de onderschatting van de impact die technologie heeft op de organisatie, medewerkers en hun processen. Dit blijkt mede uit onderzoek (zie Buro Wisselstroom 2018) dat we deden in opdracht van Zorg voor innoveren (VWS, ZonMW, NZa, NZi). Dit wordt versterkt doordat er in de praktijk een schaarste blijkt aan personeel dat kennis en vaardigheden heeft rond implementatie en organisatieverandering die meestal gepaard gaan met zorginnovatie. Het loont om personeel hier meer in op te leiden ten einde duurzamer te kunnen innoveren.

17.6 Belangrijkste doel van implementatie

De kern van succesvolle implementatie is betrokkenheid en eigenaarschap organiseren rondom een beoogde meerwaarde en bijbehorende (organisatie)verandering. Implementatie begint kortom niet pas bij een pilot, maar al bij het nadenken over de aanleiding voor een eventuele innovatie. Gebruikers intensief betrekken binnen alle fases is daarom cruciaal om toekomstig gebruik van de digitale zorgtoepassing vanaf het begin te borgen.

Geraadpleegde literatuur

Buro Wisselstroom (2018). *Behoeftenonderzoek in het kader van de ontwikkeling van een stappenplan eHealth implementatie*. Verkregen van ▶ https://burowisselstroom.nl op 8 november 2018.

Rotterdam School of Management, Erasmus University (2012). *Erasmus concurrentie en innovatie monitor 2011–2012*. Rotterdam: INSCOPE Research for Innovation.

Geraadpleegde literatuur

Stuurgroep Effectieve Cardio (2014). *Het pad naar duurzame hartfalenzorg*. Verkregen van ►https://tinyurl.com/RapportEffectiveCardio op 8 november 2018.
Wolters, W. (2013). *Innovation of healthcare and the lessons to be learned from archeology*. Verkregen van ►https://tedxnijmegen.nl/2013/04/innovation-of-healthcare-and-the-lessons-to-be-learned-from-archeology/ op 8 november 2018.
Wolters, W. (2016). *E-health is meer dan een gadget*. Verkregen van ►https://www.skipr.nl/blogs/id2615-e-health-is-meer-dan-een-gadget.html op 8 november 2018.
Wolters, W. (2018). *Digitale zorginnovatie vraagt meer dan 'gewoon doen'*. Verkregen van ►https://www.zorgvisie.nl/blog/blog-digitale-zorginnovatie-vraagt-meer-dan-gewoon-doen/ op 8 november 2018.

Deel VI Voorbeelden van disruptieve technische ontwikkelingen

Hoofdstuk 18 Beslisondersteuning patiënt – 139
Fransje van der Waals

Hoofdstuk 19 Kunstmatige intelligentie in de radiologie – 145
Maarten van de Weijer, Merel Huisman, Erik Ranschaert en Paul Algra

Hoofdstuk 20 Big data in de zorg – 153
Floortje Scheepers

Beslisondersteuning patiënt

Fransje van der Waals

18.1 Inleiding – 140

18.2 'U kunt bij de dokter terecht' – 140

18.3 'U kunt bij de patiënt terecht' – 141

18.4 'U kunt bij de computer terecht' – 142

18.5 Overdosis – 143
18.5.1 Beslisondersteuning – 143

Geraadpleegde literatuur – 144

© Bohn Stafleu van Loghum is een imprint van Springer Media B.V., onderdeel van Springer Nature 2019
F. Kreier en I. Verberk-Jonkers (Red.), *De dokter en digitalisering*,
https://doi.org/10.1007/978-90-368-2161-2_18

18.1 Inleiding

> **De overbodige dokter**
> Yuval Noah Harari, hoogleraar geschiedenis aan de Universiteit van Jerusalem, schreef in 2016 in zijn boek *Homo Deus*: '80 % van de dokters zal op termijn overbodig worden. Niet in de volgende eeuw, maar over tien, twintig, dertig jaar.'

18.2 'U kunt bij de dokter terecht'

Toen ik in 1982 begon als huisarts zat ik aan een groot bureau voor een grote boekenkast vol medische handboeken. De patiënt kwam met de klacht en wij gaven hem een snelle oplossing, variërend van geruststelling, diagnose tot behandeling, en zonder veel verdere vragen verdween deze met recept in de hand. De huisarts waar ik mijn opleiding deed gebruikte de groene kaarten als mapje voor de ontslagbrieven, slechts naam, adres, geboortedatum en soms beroep sierde de kaart. Alle verdere kennis over zijn patiënten zat in zijn hoofd. De tweede week van mijn opleiding nam hij vakantie en ging zijn 25-jarig huwelijk vieren met een reis naar Hawaï en, logischerwijze, als enthousiaste huisarts in opleiding nam ik voor hem waar. Het was een drukke praktijk: de mensen stonden vóór zevenen in groepjes voor de deur en om zes uur deed ik de laatste visite. Zonder achtergrondinformatie (niet alle patiënten hadden een specialistenbrief in hun mapje), met het zweet in de handen, probeerde ik er gezien de volle wachtkamer snel achter te komen wat 'die kleine witte pilletjes, de dokter weet het wel ...' zouden kunnen zijn. Ik nam mij voor om de rest van mijn leven altijd alles wat ik hoorde, zag en deed in de spreekkamer te noteren om dergelijke pijnlijke situaties voor anderen te voorkomen. Vandaar dat ik in de praktijk de groene kaart altijd uitgebreider heb ingevuld dan mijn collega's. Ik probeerde meer dan alleen de klacht of de diagnose op te schrijven. Zo beschreef ik, in plaats van 'C2H5OH-gebruik' te noteren, het drankprobleem van de patiënt, na het uitgebreid besproken te hebben en kon ik of een van mijn collega's bij een volgend consult er makkelijker op terugkomen.

Een paar jaar later begonnen wij in de praktijk, waar ik inmiddels 36 jaar werk, met de computer te werken. Het Huisartsen Informatie Systeem (HIS) was in eerste instantie nog niet zo makkelijk in het gebruik als nu, en natuurlijk was het ook flink mopperen om de overstap van de groene kaart naar HIS te maken. In het begin gebruikten wij de computer met de groene kaart op het bureau en waren er eindeloze discussies wat over te nemen van de kaart; het inscannen van de specialistenbrieven gaf veel studenten tijdenlang een perfect bijbaantje. Toen realiseerden wij ons nog niet hoe eenvoudig het werk zou worden, nadat alle kinderziekten overwonnen zouden zijn: zodra de patiënt binnenkomt alle informatie in één oogopslag beschikbaar, het werk overzichtelijk, het communiceren makkelijk in voldoende tijd, een ieder – van patiënt tot collega-specialist – het benodigde inzicht, met als bonus een uitdraai van het journaal.

18.3 'U kunt bij de patiënt terecht'

Niet alleen wij stapten over op de computer. Een paar jaar later was de computer ook gemeengoed in de huiskamer en daarmee ontwikkelden zich de zoekmachines waarmee mensen dagelijks hun zoektocht naar allerlei huiselijke en werkgerelateerde zaken konden vinden – van het verschil in reistijd om met de auto of de trein naar een afspraak te gaan tot het behandelen van de ziekte van hun kind. Steeds meer mensen kwamen de spreekkamer binnen met weetjes via internet, en wisten niet alleen dat ze mogelijk een bepaalde ziekte onder de leden hadden, maar ook welk vervolgonderzoek en behandeling zij nodig hadden. Het werd in het begin lastig om mensen te overtuigen van al dan niet goede internetsites en de kans dat zij nepnieuws 'avant la lettre' vonden. Als huisarts had je nieuwe communicatietechnieken nodig om uit te vinden waarom en hoe belangrijk die zoektochten voor de patiënt waren.

Aan de andere kant gaven die zoektochten op internet een enorme hoeveelheid informatie over het wel en wee van mensen. Al die gegevens tezamen werden tot 'big data' bestempeld. Simpel gezegd zijn big data zoveel gegevens dat een normale computer ze niet kan verwerken: 'Big data is alle data die niet meer fysiek of logisch in één locatie of in één systeem kunnen worden opgeslagen.'

Google deed er haar voordeel mee. Het zoekgedrag bleek niet alleen handig voor het voorspellen van knooppunten in het verkeer, maar ook over het voorkomen van ziekten. Met *now casting* kon Google de griepepidemie aan de hand van griepgerelateerde zoekwoorden – Google Flue Trends (GFT) – voorspellen. Het essentiële idee, gepubliceerd in een artikel in *Nature*, was dat wanneer mensen grieperig zijn, ze op Google veelal naar griepgerelateerde informatie zullen zoeken en daarmee bijna onmiddellijk tekenen van griepprevalentie aangeven. Het artikel toonde aan dat zoekgegevens, indien goed afgestemd op griep, de informatie van de Centers for Disease Control and Prevention (CDC) volgden en in de loop der tijd zelfs twee weken eerder een accurate schatting konden maken dan de CDC zelf. De digitale zoekopdrachten zouden zelfs tot levensreddende inzichten bij een eventuele nieuwe epidemie kunnen leiden. Kortom, in plaats van de griepepidemie te baseren op gegevens van artsen via het Nivel, zouden de zoekwoorden van de bevolking zelf een epidemie beter voorspellen. Helaas. Twee jaar later, in 2013, bleek de voorspelling van GFT er helemaal naast te zitten doordat er verwarrende zoekwoorden tussendoor kwamen – onder andere naar de omstandigheden bij basketbalwedstrijden – en de trefwoorden niet waren aangepast.

Dat betekent niet dat dergelijke big data onbruikbaar blijken, maar wel dat ze vaker aangepast zouden moeten worden. Voorbeeld is de IBM Watson Health; zij leggen een verzameling aan van geanonimiseerde gegevens van grote oncologische centra, gecombineerd met alle artikelen uit alle medische tijdschriften en maken deze beschikbaar, zodat artsen de juiste informatie kunnen vinden en gebruiken bij de behandeling van kanker. Een heel ander voorbeeld is een initiatief van Apple waarbij kinderen gescreend worden op autisme. Jonge kinderen krijgen een filmpje te zien op een smartphone. Het device registreert de oogreacties en gezichtsuitdrukking van het kind, waarna al op heel jonge leeftijd voorspeld kan worden of het kind autisme zal ontwikkelen.

Online consultaties zijn in Nederland nog geen gemeengoed, zoals in landen waar huisartsen minder makkelijk bereikbaar zijn. Maar zelf zoeken naar medische weetjes en ziekten doen mensen hier heel makkelijk en veel. Niet alleen via de computer, maar ook bijvoorbeeld met behulp van diverse zelftesten die ruim voorhanden zijn – van infectieziekten tot je eigen DNA. De verschuiving van zorgverleners naar patiënten en van gegevens bij artsen naar gegevens in eigen hand zijn volop aan de gang. Met technologieën zoals de fitbit en smartphone kan men deze medische gegevens bovendien combineren met een gezonde manier van leven en zichzelf dagelijks van uur tot uur volgen. De mogelijkheden worden nog groter wanneer in 2020 de cruciale ontbrekende ingrediënten die tot nu toe in handen van ziekenhuis, apotheek en (huis)arts zijn, via Medmij voor iedereen toegankelijk worden. Hiermee krijgt men inzicht variërend van de soms inefficiëntie van een behandeling tot aan gegevens voor medische algoritmen. Met het eerste wordt de eigen zorg verbeterd, met het tweede de zorg voor eenieder in de toekomst. Van de dokter, via de patiënt komen wij op deze manier dus bij de *computer centered care* terecht.

18.4 'U kunt bij de computer terecht'

De nieuwe informatiestromen zullen waarschijnlijk op verschillende manieren hun vruchten afwerpen. Eén daarvan is een betere diagnose. Iemand die zich zorgen maakt over zijn hart, koopt een horlogebandje met een medische monitor die aritmieën detecteert. Apps willen graag aantonen dat zij alles kunnen diagnosticeren, van huidkanker en hersenschudding tot de ziekte van Parkinson, en vooral bij de laatste aandoening is men al ver op weg. Daarnaast is er onderzoek naar biomarkers in zweet, en ook moleculaire gegevens worden al zonder bloedvergieten getoond, al zal de artificial intelligence in epigenetica nog verder ontwikkeld moeten worden om te weten of de DNA-afwijkingen ook werkelijke problemen op gaan leveren. Er zijn al apps die veranderingen in de snelheid waarmee men over de touchscreen van een telefoon veegt, duiden als het begin van cognitieve problemen. Maar lang niet al deze apps zijn honderd procent betrouwbaar en hopelijk zullen mensen ze met een korrel zout nemen.

De apps die wel serieus kunnen gebruikt worden, zijn de apps die chronische ziekten monitoren. Diabetes-apps kunnen patiënten begeleiden door bloedglucosegehalten en voedselinname te bewaken en daarmee langetermijnschade beperken. Daarnaast zijn er overigens ook al getrainde medische honden die bij een baasje met diabetes type 1 de vaak onopgemerkte hypo kunnen waarnemen en de baas daarvoor waarschuwen. Naast diagnostiek en begeleiding zijn er apps in gamevorm die kunnen stimuleren en behandelen, zoals de games die een specifiek deel van de hersenen stimuleren dat betrokken is bij de aandachtstekortstoornis met hyperactiviteit. Kleine bedrijven, de start-ups, en grote bedrijven, waaronder IBM Watson Health, werken inmiddels samen en knopen meer gegevens aan elkaar, laten er algoritmes op los en maken mede dankzij kunstmatige intelligentie (KI) inzichtelijke analyses. Met de uitkomsten kunnen zowel artsen als patiënten in één keer meer medische informatie verkrijgen voor diagnostiek en behandeling dan ooit tevoren.

Kunstmatige intelligentie kan kanker voorspellen en in de Verenigde Staten nemen robots verpleegkundige taken in verzorgingshuizen over. Heeft Harari gelijk? En zijn er geen risico's in het overdragen van onze gezondheid aan machines? In de toekomst van Harari wordt kunstmatige intelligentie steeds belangrijker. Een van de scenario's die hij schetst is dat er een nieuwe klasse mensen zal ontstaan: de in sociaal-economische zin onbruikbaren of nuttelozen. In dit scenario worden in de komende dertig jaar allerlei beroepen grotendeels en veel beter ingevuld door KI. En ja, jammer: de dokter is een van de beroepen die grotendeels zal verdwijnen. Mijn visie is dat er voor een aantal artsen altijd een rol zal overblijven, met name voor de huisarts die als coach en met een luisterend oor en empathie al die weetjes aan elkaar knoopt en deze voor patiënten verteerbaar maakt. Die de patiënt ondersteunt bij zijn beslissingen.

18.5 Overdosis

Bij de term 'overdosis' denken wij als artsen, beroepsgedeformeerd als we zijn, in eerste instantie aan geneesmiddelen, maar ook informatie kan te veel zijn. Dan slaat de zelfredzaamheid om in reddeloosheid, of eindigt de patiënt van de wal in de sloot. Elke huisarts weet dat een grote hoeveelheid aan mondelinge informatie over ziekte, diagnose of mogelijke oplossingen, maar beperkt onthouden worden. Daarom biedt een website als thuisarts.nl uitkomst; de assistente geeft de site door als extra steun bij telefoontjes en ik ben gewend om een uitdraai mee te geven, zeker als ik het idee heb dat de patiënt en ik tijdens het consult tijd te kort kwamen om alles nog eens te herhalen, laat staan de naam van een website te onthouden.

De grote hoeveelheid informatie die de patiënt zelf buiten doktersbezoek kan ontvangen is zonder kunstmatige intelligentie bijna niet te behappen. De apps die je vitale functies bijhouden, van elke stap die je overdag zet tot het aantal keren dat je draait in je slaap, de uitslagen van metingen thuis (zie ook ▶H. 12) om behandelend artsen op de hoogte houden van bloeddruk, hartslag, bloedsuiker tot stollingstijd, met de binnenkort nog extra aangevraagde informatie als er ergens een vlekje te beoordelen is. Inmiddels is er een tiental DNA-testen op te vragen, maar naar wie ga je toe om te beoordelen of de kans op hart- en vaatziekten verhoogd is? En wat als je cholesterol verhoogd is – moet je dan wel of geen statines gaan slikken. En dan nog al het *fake news* dat patiënten ongevraagd op hun scherm aangeboden krijgen ... Ik raakte zelf per ongeluk eens verdwaald in een online vaccinatiediscussie; de haren rezen me te bergen toen ik las welke argumenten en zogenoemde 'weetjes' de wereld rondgaan.

18.5.1 Beslisondersteuning

Aan huisartsen de schone taak om de patiënten te ondersteunen in het beslissen hoe om te gaan met een verhoogde kans op mogelijke ziekten in de toekomst, welke preventieve maatregelen te nemen, en in het geval van ziekte hen als coach te begeleiden in het nemen van belangrijke beslissingen.

Dr. Google

Een van de eerste keren dat een patiënt de juiste diagnose via internet vond was in 1996, dus nog voor de Google-search machine bestond.

Een jonge vrouw was net gestart als succesvol inkoopster van een grootwarenhuis en werd in verband met moeheids- en hyperventilatieklachten naar de fysiotherapeut verwezen voor ontspannings- en ademhalingstherapie. Daarnaast was zij al jaren voor een moeilijk te behandelen migraine in behandeling bij een neuroloog. Haar klachten werden zowel door de neuroloog als de fysiotherapeut gezien als psychosomatisch. Reden voor de moeheid en migraine was mogelijk stress ten gevolge van de topbaan waarin zij direct na haar stage en afstuderen terechtkwam, in combinatie met een verbroken relatie, omdat ze er simpelweg te moe voor was en het haar allemaal te veel werd.

Toen de moeheid in de loop van de dag zo toenam dat zij na het werk nauwelijks de trap naar haar ouders op kon lopen, zocht haar moeder eindeloos op internet en kwam uit op de aandoening Myasthenia Gravis. Direct na verwijzing naar een andere neuroloog bleek moeders diagnose een schot in de roos. Aangezien de medicatie niet afdoende hielp, werd eerst nog getwijfeld aan de diagnose, maar na het verwijderen van de thymus lukte het haar goed in te stellen op dagelijkse medicatie en was ze na een jaar als herboren. Inmiddels gelukkig getrouwd met de vriend waarvoor zij eens te moe leek, en moeder van twee middelbare scholieren, reist zij onvermoeibaar de wereld rond om haar warenhuis te vullen.

Geraadpleegde literatuur

Cancer Discovery (Eds.). (2015). Oncologists partner with Watson on genomics. *Cancer Discovery, 5*(8), 788. ▶ https://doi.org/10.1158/2159-8290.cd-nb2015-090. Epub 2015 Jun 16.
Ginsberg, J., et al. (2009). Detecting influenza epidemics using search engine query data. *Nature, 457,* 1012–1014. ▶ https://doi.org/10.1038/nature07634.
Harari, Y. N. (2017). *Home Deus* (Nederlandse vertaling). Amsterdam: Thomas Rap.
Olson, Konty, Paladini, Viboud & Simonsen. (2013). Reassessing google flu trends data for detection of seasonal and pandemic influenza: A comparative epidemiological study at three geographic scales. *PLOS Computational Biology, 9*(10). ▶ https://doi.org/10.1371/journal.pcbi.1003256. Epub 2013 Oct 17.

145   19

Kunstmatige intelligentie in de radiologie

Maarten van de Weijer, Merel Huisman, Erik Ranschaert en Paul Algra

19.1 Inleiding – 146

19.2 Kunstmatige intelligentie, machine learning, representation learning en deep learning – 146

19.3 Toepassingen in de radiologie – 148

19.4 Beperkingen van kunstmatige intelligentie in de radiologie – 149

19.5 Toepassingen in de toekomst – 150

Geraadpleegde literatuur – 151

© Bohn Stafleu van Loghum is een imprint van Springer Media B.V., onderdeel van Springer Nature 2019
F. Kreier en I. Verberk-Jonkers (Red.), *De dokter en digitalisering*,
https://doi.org/10.1007/978-90-368-2161-2_19

19.1 Inleiding

De analyse en interpretatie van medische beelden behoren tot de fundamentele taken van een radioloog. Automatisering van deze taken is tot nog toe lastig gebleken ondanks de snelle technologische vooruitgang en automatisering. Er zijn ontwikkelingen in de computerwetenschappen die de besluitvorming van mensen kunnen nabootsen, hiernaar wordt vaak gerefereerd als *deep learning* (DL). Het succes van DL met technieken als convolutionele neurale netwerken (CNN's, zie kader in volgende paragraaf) voor de analyse van beelden binnen niet-medische domeinen is veelbelovend voor de medische sector.

DL heeft inmiddels, weliswaar nog in beperkte mate, zijn intrede gedaan binnen de radiologie en heeft vooral prestatieverbeteringen opgeleverd bij complexere taken, zoals objectdetectie, beeldclassificatie en beeldsegmentatie (zie ook ◘fig. 19.1 en ▸par. 19.2) (Chartrand et al. 2017; Lecun et al. 2015). Voorbeelden hiervan zijn de detectie van borstkanker op mammografieën (Kooi et al. 2017) en de classificatie van interstitiële longziekten op de computertomografie (CT)-scan (Anthimopoulos et al. 2016). De verwachting is dat de radioloog toenemend vertrouwd zal raken met deze snel ontwikkelende technologie en hiermee zijn toegevoegde waarde kan vergroten.

19.2 Kunstmatige intelligentie, machine learning, representation learning en deep learning

- **Kunstmatige intelligentie en CNN**

Kunstmatige intelligentie is een paraplubegrip uit de computerwetenschappen voor computergestuurde processen waarvoor normaliter mensen nodig zijn. Dit hoofdstuk beperkt zich tot een onderdeel hiervan: de automatische beeldherkenning, bestaande uit verschillende deelgebieden zoals *machine learning, representation learning* en *deep learning* (Chartrand et al. 2017).

> **KI en CNN**
> Kunstmatige intelligentie is de overkoepelende term voor geautomatiseerde processen uitgevoerd door computers. Binnen de automatische beeldherkenning bestaan er verschillende deelgebieden; machine learning, representation learning en deep learning (◘fig. 19.2).
> Het convolutionele neurale netwerk (CNN) is een onderdeel van deep learning waarbij in een algoritme (statistische formule) de invoerwaarden worden vermenigvuldigd met een gewicht en doorgegeven naar de volgende laag. Elke onderlinge verbinding heeft zijn eigen numerieke gewicht. Bij het trainen van een CNN worden deze gewichten aangepast. De output wordt vergeleken met de 'gelabelde uitgangswaarde', oftewel de vooraf vastgestelde uitkomst. Door feedback loops optimaliseert het algoritme zichzelf.

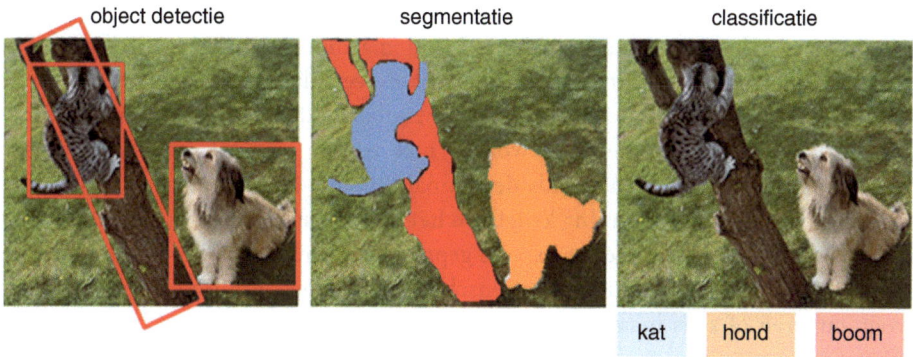

Figuur 19.1 Detectie, segmentatie en classificatie bij beeldanalyse (figuur aangepast overgenomen van ▶ https://sweetteatheology.com)

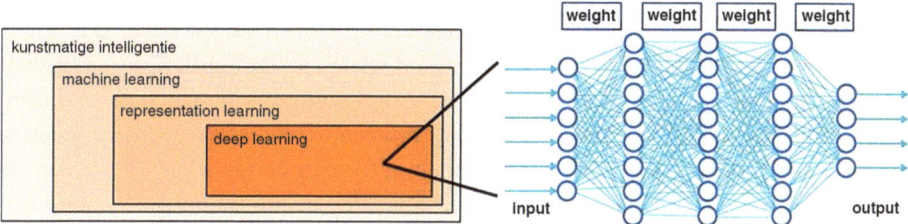

Figuur 19.2 Kunstmatige intelligentie en convolutioneel neuraal netwerk (CNN) (figuur is aangepast overgenomen vanuit: Goodfellow I, Bengio Y, Courville A. (2016). Deep learning, pp. 1–26. Cambridge, Mass: MIT Press; Ter Haar Romeny, B. (2017). Kunstmatige intelligentie en deep learning. *Memorad, 22*(3), 21–25)

- **Machine learning**

Machine learning is een onderdeel van de kunstmatige intelligentie waarbij een algoritme (statistische formule, model) wordt getraind om patronen in (beeld)data te vinden. Hierbij wordt door experts vooraf vastgesteld welke eigenschappen er onderscheiden moeten worden om te kunnen bepalen of de afgebeelde afwijking bijvoorbeeld goed- of kwaadaardig is. Het is echter lastig te bepalen welke eigenschappen voorgeprogrammeerd moeten worden. Vooralsnog wordt gebruikgemaakt van basiselementen zoals afgrenzingen, vorm, pixelhelderheid en textuur. Dit is een bewerkelijk en (nog) suboptimaal proces, waarbij er een mismatch bestaat tussen de manier van perceptie van de mens en de computer. Zo ligt het bijvoorbeeld niet voor de hand hoe je een computer een kwaadaardige afwijking moet laten herkennen op basis van bijvoorbeeld de pixelhelderheid (in feite getallenreeksen) omdat ons brein gewend is te denken in karakteristieken, zoals relatieve grootte, vorm en verschillende onderdelen van een afwijking. Het kan daarom efficiënter zijn een algoritme naast voorgeprogrammeerde waarden ook zelf waarden te laten bepalen en zichzelf vervolgens te laten optimaliseren zonder tussenkomst van de mens (Chartrand et al. 2017).

- **Representation learning**

Representation learning is een onderdeel van machine learning waarbij juist niet wordt voorgeprogrammeerd. In plaats daarvan leert het algoritme zelf de beste manier om patronen in data te herkennen en zodoende de uitkomst te bepalen. Hiervoor moet het algoritme getraind worden met zo veel mogelijk medische beelden (> 100.000), van zowel de ziekte als de normale situatie inclusief haar varianten. Als een algoritme voldoende training krijgt zou het beter in staat moeten zijn de uitkomst te bepalen dan wanneer het door experts geprogrammeerd wordt, omdat de computer naar soms duizenden verschillende eigenschappen kijkt, iets wat door de mens niet te programmeren of zelfs maar te bedenken valt (Huisman et al. 2018; Chartrand et al. 2017).

- **Deep learning en CNN**

DL is een onderdeel van representation learning waarbij computers gebruikmaken van convolutionele neurale netwerken (CNN), die bestaan uit meerdere lagen, waarbij met elke doorlopen laag de sensitiviteit voor abstracte patronen hoger wordt (zie kader KI en CNN). CNN's begrijpen de hiërarchie in de data en zijn hierdoor beter in staat zichzelf complexe taken aan te leren door deze op te bouwen uit eenvoudiger taken. Zo wordt bij het ontleden van een afbeelding van een boom eerst het object gedetecteerd, dan de randen (laag 1), dan de stam (laag 2), dan de takken (laag 3), dan de bladeren, en vervolgens kan er gedifferentieerd worden tussen boom versus hond aan de hand van deze kenmerken (laag 4) (zie kader en ◘ fig. 19.1). De output wordt dan vergeleken met de gelabelde uitgangswaarde of 'gouden standaard' (de foto is inderdaad door een mens herkend als boom). Deze statistische techniek is gebaseerd op de werking van neuronen in hersenen.

Omdat de computer zelf informatie verzamelt uit de trainingsdataset is er geen noodzaak meer tot programmeren. CNN's zijn een relatief recente ontwikkeling binnen kunstmatige intelligentie die heeft geleid tot het bereiken van ongekend lage foutmarges. Deze techniek heeft kunstmatige intelligentie in een stroomversnelling gebracht en wordt nu op grote schaal toegepast voor de ontwikkeling van nieuwe beeldanalyse-algoritmen (Huisman et al. 2018; Chartrand et al. 2017).

19.3 Toepassingen in de radiologie

DL wordt in het (moderne) dagelijkse leven al veelvuldig gebruikt, bijvoorbeeld bij de gezichtsherkenning op Schiphol en handschriftherkenning bij de post. De beeldherkenning binnen de medische sector is echter meer complex. Als eerste worden er bij het maken van een CT-scan of een MRI duizenden beelden gemaakt in tegenstelling tot enkele beelden zoals op Schiphol. Daarnaast zijn de beelden die gemaakt worden sterk variabel, afhankelijk van de patiënt, de pathologie, het gebruikte protocol en de gebruikte apparatuur. Deze factoren vereisen een hogere complexiteit van het algoritme. Momenteel zijn de belangrijkste toepassingen van DL in de medische beeldvorming ziektedetectie, classificatie en segmentatie (McBee et al. 2018).

- **Detectie van ziekte**

Een van de fundamentele taken van een radioloog is het detecteren van ziekte. Hierbij kan het gaan om zeer kleine of subtiele afwijkingen op een beeldonderzoek. Juist bij het detecteren van dergelijke subtiliteiten kan DL een significante bijdrage leveren. Als voorbeeld de detectie van longnodules. Longnodules zijn kleine (3 mm–3 cm) afwijkingen in het longweefsel afgebeeld op een CT-scan, die een weliswaar laag maar reëel risico op (long)kanker bezitten. Uit onderzoek is gebleken dat DL zeer efficiënt is in de detectie van deze kleine afwijkingen. (Hua et al. 2015; Rajkomar et al. 2016; Cheng et al. 2016). DL werkt hierbij sneller en nauwkeuriger dan een radioloog alleen, en na controle door de radioloog wordt de nauwkeurigheid en de accuraatheid zelfs nog hoger (Dou et al. 2017).

Hiernaast heeft het ook als voordeel dat de radioloog minder kostbare tijd hoeft te besteden aan het zoeken van deze kleine afwijkingen, wat tegenwoordig zeer belangrijk is gezien de exponentiële toename van het gebruik van beeldvormend onderzoek en de hiermee geassocieerde stijgende zorgkosten (Pruppers 2013).

- **Segmentatie**

Segmentatie is het afbakenen van anatomische zones (fig. 19.1). Hiervoor worden traditioneel kenmerken gebruikt die goed meetbaar zijn, zoals diameter, volume, signaalintensiteit en aankleuring van het weefsel na contrasttoediening. Zo kunnen afwijkingen van normaal weefsel worden onderscheiden. Met DL wordt een groter aantal kenmerken geanalyseerd, die in veel gevallen niet zichtbaar zijn voor het menselijke oog (Coroller et al. 2015).

- **Classificatie**

Bij de classificatie wordt bepaald in welke categorie de gevonden structuur thuishoort. Na de detectie en segmentatie worden de data aan de hand van de uitkomsten geclassificeerd en vergeleken met de gouden standaard en kan er een uitspraak gedaan worden in welke categorie de structuur thuishoort (boom, hond of kat). Hetzelfde werkt voor de bepaling of een afwijking goed- of kwaadaardig is. Onderzoek heeft aangetoond dat een DL-algoritme succesvol longafwijkingen kan classificeren als goed- of kwaadaardig (Nibali et al. 2017). Ook blijkt uit onderzoek dat een DL-algoritme met een hoge nauwkeurigheid interstitiële longziekten kan classificeren op een CT-scan (Anthimopoulos et al. 2016).

19.4 Beperkingen van kunstmatige intelligentie in de radiologie

Er zijn meerdere DL-toepassingen binnen de radiologie die indrukwekkende prestaties hebben laten zien. Deze technieken zijn echter vooralsnog niet perfect. Zo zijn de gebruikte algoritmes op individueel niveau nog onbetrouwbaar en maken ze vooralsnog fouten die mensen niet zouden maken, zoals een kat identificeren als hond (McBee et al. 2018).

Daarnaast is de menselijke anatomie en pathologie dusdanig complex dat voor een goede ontwikkeling van een algoritme er een nauwe samenwerking moet zijn tussen medisch specialisten, klinisch onderzoekers, data wetenschappers en ICT'ers. Naast de benodigde paradigmashift en organisatorische verandering zal dit waarschijnlijk ook hoge kosten met zich meebrengen (McBee et al. 2018).

Een andere uitdaging is het trainen van het algoritme. Er zal een grote hoeveelheid (> 100.000 per specifieke diagnose) aan correct gelabelde en opgeschoonde data moeten komen (McBee et al. 2018). Momenteel is er vaak geen consensus over de juiste labeling van medische beelden. Hierdoor zal het verkrijgen van grote hoeveelheden hoogwaardige gelabelde datasets een uitdaging zijn. Momenteel is er ook nog geen internationale infrastructuur beschikbaar die het delen van beelden mogelijk maakt, iets wat bijzonder belangrijk is voor zeldzame ziekten. Dit komt onder andere door de belemmerende invloed van de privacywetgeving en het gebruik van verschillende data-opslag- en patiëntinformatiesystemen (McBee et al. 2018).

Het ontwikkelde DL-algoritme zal gevalideerd moeten worden alvorens klinische implementatie kan plaatsvinden om *overfitting* (overschatting van de prestaties) te voorkomen. Eveneens zal er onderzoek gedaan moeten worden naar hoe goed de DL-lgoritmes presteren vergeleken met radiologen. Dit vereist grote multicenterstudies waarvoor veel tijd en geld nodig is (McBee et al. 2018).

Dan zijn er nog ethische en juridische uitdagingen bij het gebruik van DL-algoritmes. Deze draaien voornamelijk om de vraag wie er verantwoordelijk is voor de beelden als DL-algoritmes onderzoeken gaan beoordelen. Bijvoorbeeld, als er op een thoraxfoto een longtumor wordt gemist door het DL-algoritme, is dan de radioloog verantwoordelijk, het DL-algoritme, of het bedrijf dat het algoritme heeft gemaakt? Op dit moment zal het de radioloog zijn, echter als DL-algoritmes meer autonomie krijgen, dan zou dit in de toekomst kunnen veranderen (McBee et al. 2018).

19.5 Toepassingen in de toekomst

In de toekomst zal kunstmatige intelligentie dingen gaan doen die de mens niet kan, vooral omdat er grote hoeveelheden data op een slimme en snelle manier verzameld en verwerkt mee kunnen worden. Binnen de beeldvormende medische specialismen (radiologie, maar ook pathologie, oogheelkunde en dermatologie) kan de kunstmatige intelligentie een toenemende bijdrage leveren.

Daarnaast zal DL in de toekomst waarschijnlijk ook een bijdrage gaan leveren aan stralingsreductie, optimalisatie van de werklijsten (kortere wachttijden), snellere diagnoses (denk aan spoedsituaties zoals een herseninfarct), zal er een geautomatiseerd voorlopig verslag worden gemaakt en zal DL ondersteunen bij het zoeken en ophalen van relevante medische informatie uit het ziekenhuisinformatiesysteem (Obermeyer en Emanuel 2016; Wang en Summers 2012; Summers 2016).

Mogelijk zullen DL-algoritmes automatisch bevindingen vervolgen op sequentiële onderzoeken en zal op basis daarvan een prognostische voorspelling worden gedaan.

Als laatste zullen DL-algoritmes gaan ondersteunen bij de complexe problematiek. Omdat DL duizenden eigenschappen kan analyseren en interpreteren zullen er mogelijk in de toekomst toepassingen komen voor bijvoorbeeld het analyseren van complexe aandoeningen zoals neurodegeneratieve stoornissen of schizofrenie (McBee et al. 2018; Bryan 2016; Gaonkar et al. 2015).

Geraadpleegde literatuur

Anthimopoulos, M., et al. (2016). Lung pattern classification for interstitial lung diseases using a deep convolutional neural network. *IEEE Transactions on Medical Imaging, 35*(5), 1207–1216.
Bryan, R. N. (2016). Machine learning applied to Alzheimer disease. *Radiology, 281*, 665–668.
Chartrand, G., et al. (2017). Deep learning: A primer for radiologists. *Radiographics, 37*(7), 2113–2131.
Cheng, J. Z., et al. (2016). Computer-aided diagnosis with deep learning architecture: Applications to breast lesions in us images and pulmonary nodules in CT scans. *Scientific Reports, 6*, 24454.
Coroller, T. P., Grossmann, P., Hou, Y., et al. (2015). CT-based radiomic signature predicts distant metastasis in lung adenocarcinoma. *Radiotherapy and Oncology, 114*, 345–350.
Dou, Q., et al. (2017). Multilevel contextual 3-D CNNs for false positive reduction in pulmonary nodule detection. *IEEE Transactions on Biomedical Engineering, 64*, 1558–1567.
Gaonkar, B., et al. (2015). Automated tumor volumetry using computer-aided image segmentation. *Academic Radiology, 22*, 653–666.
Hua, K. L., et al. (2015). Computer-aided classification of lung nodules on computed tomography images via deep learning technique. *Onco Targets and Therapy, 8*, 2015–2022.
Huisman, M., et al. (2018). Artificiële intelligentie moet in opleiding tot radioloog. *Memorad, 23*(2), 23–26.
Kooi, T., et al. (2017). Large scale deep learning for computer aided detection of mammographic lesions. *Medical Image Analysis, 35*, 303–312.
Lecun, Y., et al. (2015). Deep learning. *Nature, 521*(7553), 436–444.
McBee, M. P., et al. (2018). Deep learning in radiology. *Academic Radiology*. pii:S1076-6332(18)30104-1.
Nibali, A., et al. (2017). Pulmonary nodule classification with deep residual networks. *International Journal of Computer Assisted Radiology and Surgery, 12*(10), 1799–1808.
Obermeyer, Z., & Emanuel, E. J. (2016). Predicting the future – Big data, machine learning, and clinical medicine. *New England Journal of Medicine, 375*(13), 1216–1219.
Pruppers, M. J. M. (2013). *Analyse van trends in de stralingsbelasting als gevolg van beeldvormende diagnostiek*. Verkregen van ▸ https://www.rivm.nl/Onderwerpen/M/Medische_Stralingstoepassingen/Trends_en_stand_van_zaken/Diagnostiek/Computer_Tomografie/Trends_in_het_aantal_CT_onderzoeken.
Rajkomar, A., et al. (2016). High-throughput classification of radiographs using deep convolutional neural networks. *Journal of Digit Imaging, 30*(1), 95–101.
Summers, R. M. (2016). Progress in fully automated abdominal CT interpretation. *AJR American Journal of Roentgenology, 207*, 67–79.
Wang, S., & Summers, R. M. (2012). Machine learning and radiology. *Medical Image Analysis, 16*, 933–951.

Big data in de zorg

Floortje Scheepers

20.1 Inleiding – 154

20.2 Data in de praktijk – 154

20.3 Conclusie – 158

Geraadpleegde literatuur – 158

© Bohn Stafleu van Loghum is een imprint van Springer Media B.V., onderdeel van Springer Nature 2019
F. Kreier en I. Verberk-Jonkers (Red.), *De dokter en digitalisering*,
https://doi.org/10.1007/978-90-368-2161-2_20

20.1 Inleiding

De wereld om ons heen verandert in een hoog tempo. Technologie en digitalisering zorgen ervoor dat de systemen die we bedacht hadden om de wereld te reguleren in een ander daglicht komen te staan. Menselijke handelingen kunnen worden overgenomen door veiligere computers en robots (denk aan de zelfrijdende auto). Kennis is steeds meer vrij toegankelijk op het internet waardoor instituties en instituten wankelen en alles wat wij doen meer en meer wordt vastgelegd in data (Hood en Galas 2008). Google kent onze interesses, Facebook weet wie onze vrienden zijn, Amazon weet waar we ons geld aan uitgeven en Microsoft en Apple leveren de technologie en computerkracht om al die data te verzamelen, op te slaan en razendsnel te analyseren. Heel veel data kunnen zo omgezet worden in individuele profielen; het digitale fenotype is geboren (Insel 2017).

Ook in de zorg krijgen we steeds meer te maken met digitalisering. Dat patiënten hun klachten op het internet hebben opgezocht en zelf al een diagnose hebben gesteld, merken we allang in de zorg, maar over niet al te lange tijd zullen patiënten met hun eigen dataprofielen bij de dokter komen. Met overzichten van hun slaap-, eet- en bewegingspatronen van de afgelopen weken. Een volledig genetisch profiel dat met een thuistest is bepaald. Hartslagfrequentievariabiliteit in een makkelijk leesbaar grafiekje, verzameld met een digitale tatoeage die een maand gedragen is. Suikerspiegels die 7 x 24 uur vastgelegd zijn met een hightech contactlens. Stel je voor dat een computer al deze data snel kan combineren, verwerken en omzetten in risicoprofielen. Stel dat diezelfde computer op geaggregeerd niveau ook alle data van alle duizenden andere patiënten met dit profiel kan analyseren. En in een paar tellen ook alle medisch wetenschappelijke literatuur voor je op een rijtje kan zetten. Stel dat die computer daar conclusies uit kan trekken en een advies kan genereren over welke diagnose en behandeling voor deze ene patiënt het meest passend is. Zou je deze computer dan vertrouwen en de dokter niet meer nodig hebben? En hoe zit het eigenlijk met privacy, wie beheert de data, wie is eigenaar en wie is er verantwoordelijk als de computer het toch mis heeft?

20.2 Data in de praktijk

Het beschreven toekomstbeeld lijkt nog ver weg te zijn als we naar de huidige zorg in de Nederlandse ziekenhuizen kijken. Natuurlijk wordt er gewerkt met geavanceerde, hoogcomplexe technologie en zeker in de academische ziekenhuizen worden constant baanbrekende innovaties in de zorg onderzocht. Echter, deze zorg en wetenschappelijke ontwikkelingen komen vrijwel altijd in geïsoleerde domeinen of specialismen tot stand. Daarnaast zijn ze veelal aanbodgericht en staan ze nauwelijks in verbinding met sociaal-maatschappelijke ontwikkelingen en patiënten zelf. Terwijl juist de sociaal-maatschappelijke context van grote invloed is op onze gezondheid en patiënten subjectieve behoeften hebben die niet altijd aansluiten bij het ontwikkelde aanbod. Bovendien is de inter- en intravariabiliteit tussen en binnen patiënten zo groot dat een meer individuele benadering vaak passender is dan de huidige behandelingen in de zorg die gebaseerd zijn op resultaten van onderzoek op groepsniveau, beschreven in richtlijnen en protocollen (zie ook het rapport van de Raad voor Volksgezondheid en Samenleving 2017). Omdat de werkelijke wereld waarin patiënten proberen te komen tot herstel dynamisch en complex is, en patiënten zelf ook dynamisch en complex zijn en in constante interactie met die omgeving, is een benadering die recht doet aan deze complexiteit in mijn ogen de toekomst in de gezondheidszorg.

Het verbinden van kennis (en data) uit verschillende domeinen – niet alleen medische domeinen of specialismen maar ook het domein van bijvoorbeeld data-science, ervaringsdeskundigheid, humanistiek en sociale wetenschappen – zal tot betere inzichten leiden voor individuele patiënten (Fernandes et al. 2017). Om hier te komen is het belangrijk een start te maken in de praktijk. Big data-wetenschap biedt mogelijkheden om zorg en onderzoek in de zorg te transformeren naar 'precisiegeneeskunde' gericht op het individu.

Bij de term big data wordt meestal gedacht aan heel veel data. De toegevoegde waarde ervan wordt ook wel beschreven aan de hand van 5 V's (Marr 2015). De V van *volume* is bekend: hoe meer data hoe meer mogelijkheden om met geavanceerde analyses tot inzichten te komen. De V van *velocity* staat voor de snelheid waarmee data tegenwoordig verzameld en verwerkt kunnen worden. Door dataverzameling via i-phone of wearable (een applicatie die je met je meedraagt en non-stop data registreert over een specifieke parameter zoals hartslag, slaappatroon en dergelijke) kun je in korte tijd 'big data' verzamelen over één individu en patronen onderzoeken die voor deze persoon relevant kunnen zijn. De V van *variety* staat voor de mogelijkheden die ontstaan door koppeling van heel verschillende databronnen. Data over het genoom (onze genen) die bijvoorbeeld gekoppeld worden aan data uit de klinische praktijk, gedetailleerde medicatiedata, omgevingsdata en fysiologische data. De V van *veracity* staat voor de accuraatheid van data. Vaak wordt gezegd dat data uit de dagelijkse praktijk veel ruis bevatten of dat er data ontbreken omdat professionals onvoldoende eenduidig registreren in het patiëntendossier. Echter, misschien is dat juist een meer realistische weergave van de werkelijkheid als je dit vergelijkt met de dataverzameling in huidig wetenschappelijk onderzoek, die in een laboratoriumsituatie op laagfrequente momenten door onderzoekers wordt uitgevoerd en daardoor een heel vertekend beeld van de werkelijkheid kan geven. De laatste V is van *value* of waarde. Door de vijf V-big data-invalshoeken, maar ook door big data-analysetechnieken (zoals artificiële intelligentie) in te zetten, ontstaat waarde voor de zorg.

In de meeste ziekenhuizen wordt al een aantal jaren gewerkt met een elektronisch patiëntendossier. Deze dossiers zijn een bron van data die tot op heden veel te weinig worden ingezet om waarde te creëren. Als eerste stap in de transformatie naar een lerende, datagedreven organisatie die 'precisiegeneeskunde' mogelijk maakt, zouden deze data benut kunnen worden door met behulp van big data-statistiek inzichten te genereren die direct toepasbaar zijn (Menger et al. 2016). Hierbij kun je denken aan algoritmes die het risico kunnen aangeven of een bepaald incident gaat plaatsvinden (een hartinfarct of een agressie-incident bijvoorbeeld) of algoritmes die kunnen voorspellen of een bepaald medicijn bijwerkingen gaat geven of effect gaat hebben. Dit zou een heleboel trial en error in de praktijk kunnen voorkomen en daarmee onnodig leed, vertraging, kosten en frustratie. Belangrijk bij een datagedreven aanpak is het betrekken van professionals, patiënten,

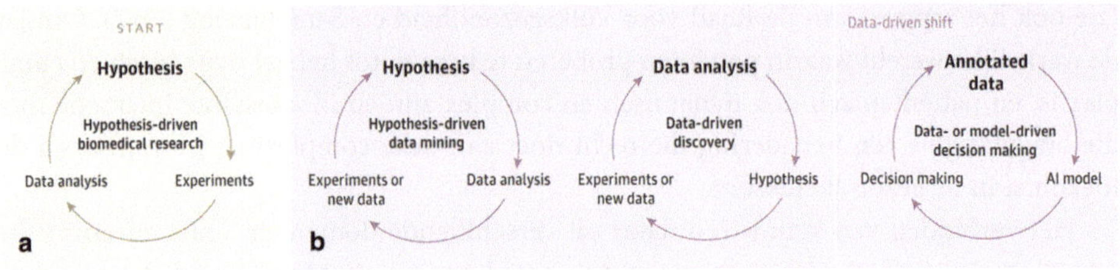

Figuur 20.1 Onderzoeksmodellen: **a** Traditional Research Model. **b** Data-Driven Models in Artificial Intelligence; uit: Zhu en Zheng (2018), *JAMA, 320*(11), 1103–1104

datawetenschappers en andere stakeholders. Door samen in kortcyclische sessies (zogenoemde 'agile scrum-sessies') naar data te kijken en ze te analyseren kunnen de verschillende invalshoeken (ervaringsdeskundigheid, professionele kennis en datakennis) optimaal benut worden. 'Blended geneeskunde' zou je dit kunnen noemen. Geleidelijk kan hiermee ook het heersende paradigma in de zorg van causaliteit (factor/oorzaak A geeft ziekte B en behandel je met interventie C) verschuiven naar complexiteit (factor A in combinatie met factor B in situatie C bij persoon D geeft op tijdstip E een uitkomst F en behandel je in dat geval met interventie G). Ook zie je door big data-statistiek een verschuiving ontstaan van hypothesegestuurd onderzoek naar uiteindelijk hypothesevormend onderzoek (zie ◘fig. 20.1). Waar tot op heden het traditionele onderzoeksmodel domineert, waarbij onderzoekers een hypothese vormen op basis van hun kennis en ervaring, deze hypothese in experimenten testen en vervolgens breder onderzoeken met lineaire modellen, kun je met een big data-aanpak hypotheses eerst in grote datasets onderzoeken en vervolgens met experimenten kijken hoe deze hypotheses aangepast moeten worden. Vervolgens kun je zelfs zonder hypotheses in grote datasets zoeken naar relaties die hypotheses genereren en deze daarna testen in experimenten. Tot slot kan dit leiden tot een groeiende dynamische dataset die je continu onderzoekt met behulp van artificiële intelligentie, waarmee je beslissingen in de zorg ondersteunt en tegelijkertijd de dataset weer actualiseert.

Dit wordt ook wel 'presciptive analytics' genoemd. In deze aanpak wordt eerst gezocht wat, wanneer en waarom iets gebeurt (predictie-algoritmes). De tweede stap is te kijken hoe je je behandelbeleid kunt aanpassen op basis van deze inzichten (beslisondersteuning). De laatste stap is te onderzoeken hoe deze beleidswijzigingen al het andere beïnvloeden (effecten). Hiermee ontstaat een cyclisch proces waarbij het algoritme niet statisch is maar dynamisch. Alle uitkomsten (effecten) worden voortdurend gebruikt om het algoritme (de predictie) aan te passen aan de meest actuele situatie en daarmee worden de adviezen die het algoritme genereert (beslisondersteuning) ook steeds aanpast. Hierdoor kunnen externe factoren die van invloed zijn op de gezondheid van de patiënt (een verhuizing/andere omgeving of een door de huisarts voorgeschreven antibioticakuur) meegenomen worden in de analyses en leiden tot aanpassing van het behandelbeleid.

Het is niet altijd mogelijk om de stappen die de computer zet bij complexe toegepaste big data-statistiek te volgen. Deep learning-strategieën, machine learning, tekst mining en artificiële intelligentie zijn niet altijd te reduceren tot begrijpbare beslisbomen of modellen. Zeker bij ongestructureerde databronnen, zoals teksten in het dossier, kan de uitkomst van een algoritme lastig te achterhalen zijn, vooral voor een patiënt of professional.

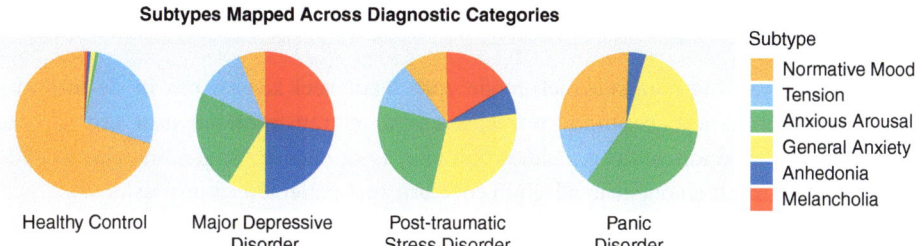

Figuur 20.2 Subtypen van diagnostische criteria (Grisanzio et al. 2017)

Daarom is het zo belangrijk dat patiënten en ziekenhuizen *in the lead* blijven. Zolang de uitkomsten gaan over gezondheidswinst, herstel of behaalde, door patiënt bepaalde doelen kunnen we in principe vertrouwen op een lerend algoritme dat zichzelf zal aanpassen als de gezondheidswinst door een bias in het algoritme afneemt. Als commerciële partijen of verzekeraars hierin de leiding nemen zou het kunnen zijn dat andere uitkomsten gaan domineren, zoals kostenreductie, stijging van de verkoop van medicijnen of gebruik van specifieke medische apparaten.

Vertrouwen in de computer heeft dus te maken met de doelstellingen, zichtbaar verbeterde uitkomsten en eigenaarschap (van professional en patiënt), maar ook met het gebruik ervan. Een computer die exact voorschrijft wat je moet doen, is minder te vertrouwen dan een computer die meerdere mogelijkheden en kansen laat zien in een beslisondersteunend systeem, waardoor het laatste woord aan de patiënt en de professional blijft en zij samen kunnen besluiten welke keuze gemaakt wordt. Niet alles is meetbaar en kan door de computer meegenomen worden in het model. Intuïtie, empathie, toevallige gebeurtenissen, de subjectieve betekenis van bepaalde klachten ('kan ik hiermee leven of niet?') zijn nu eenmaal niet in data te vangen maar kunnen wel van doorslaggevend belang zijn in de behandeling. Dit blijft dus de toegevoegde waarde van de interactie tussen professional en patiënt.

Brain Research and Integrative Neuroscience Network Foundation -Database

In (onderzoek in) de psychiatrie wordt veel met het classificatiesysteem DSM-5 gewerkt (Diagnostic and Statistical Manual of Mental disorders DSM-5, America Psychiatric Association) om stoornissen te categoriseren. Dit classificatiesysteem heeft beperkingen omdat het een te statische benadering is van psychiatrische problematiek (symptomen veranderen over de tijd en in verschillende situaties) en omdat er veel overlap is tussen de stoornissen en binnen de stoornissen (inter- en intravariabiliteit). Grisanzio et al. (2017) gebruikten artificial intelligence en machine learning-technieken met data van de Brain Research and Integrative Neuroscience Network Foundation Database. Losse symptomen gescoord met verschillende vragenlijsten bij honderden patiënten met verschillende psychiatrische stoornissen werden hypothesevrij en datagedreven geanalyseerd om tot nieuwe subtypes te komen die meer recht doen aan de klinische praktijk en daardoor een betere uitgangspunt voor behandeling zijn (fig. 20.2).

20.3 Conclusie

Het gebruik van big data-statistiek in de zorg biedt veel kansen om in de toekomst persoonlijke precisiegeneeskunde te realiseren en te transformeren naar een lerende, datagedreven gezondheidszorg. Echter, niet alles is in data te vangen en echte waarde, betekenis en inzichten ontstaan alleen in cocreatie met patiënten en professionals.

Geraadpleegde literatuur

Fernandes, B. S., Williams, L. M., Steiner, J., Leboyer, M., Carvalho, A. F., & Berk, M. (2017). The new field of 'precision psychiatry'. *BMC Medicine, 15*(1), 80. ►https://doi.org/10.1186/s12916-017-0849-x.

Grisanzio, K. A., Goldstein-Pierkarski, A. N., Wang, M. Y., Ahmed, A. P. R., Samara, Z., & Williams, L. M. (2018). Transdiagnostic symptom clusters and associations with brain, behavior, and daily function in mood, anxiety, and trauma disorders. *JAMA Psychiatry, 75*(2), 201–209. ►https://doi.org/10.1001/jamapsychiatry.2017.3951 Published online December 3, 2017. Corrected on February 7, 2018.

Hood, L., & Galas, D. (2008). P4 Medicine: Personalized, predictive, preventive, participatory: A change of view that changes everything: A white paper prepared for the Computing Community Consortium committee of the Computing Research Association.Verkregen van ►http://cra.org/ccc/resources/ccc.

Insel, T. R. (2017). Digital phenotyping: Technology for a new science of behavior. *JAMA, 318*, 1215–1216.

Marr, B. (2015). *Big data: Using SMART big data, analytics and metrics to make better decisions and improve performance.* Hoboken: Wiley.

Menger, V., Spruit, M. R., Hagoort, K., & Scheepers, F. (2016). Transitioning to a data driven mental health practice: Collaborative expert sessions for knowledge and hypothesis finding. *Computational and Mathematical Methods in Medicine, 2016,* art. ID 9089321.

Raad voor Volksgezondheid en Samenleving (2017). *Zonder context geen bewijs. Over de illusie van evidence-based practice in de zorg.* ISBN: 987-90-5732-267-9. Verkregen van ►https://www.raadrvs.nl/documenten/publicaties/2017/06/19/zonder-context-geen-bewijs.

Zhu, L., & Zheng, W. J. (2018). Informatics, data science, and artificial intelligence. *JAMA, 320,* 1103–1104.

Deel VII Reflectie

Hoofdstuk 21 Is de patiënt voorbereid? – 161
Bettine Pluut

Hoofdstuk 22 Ethische dilemma's – 169
Aart Hendriks

Is de patiënt voorbereid?

Bettine Pluut

21.1 Inleiding – 162

21.2 Het ideaal van patiëntparticipatie – 162

21.3 De grenzen aan zelfredzaamheid – 163

21.4 Dilemma's rond empowerment – 164

21.5 Wrijving door nieuwe verhoudingen – 165

21.6 Naar bekwaming in patiëntparticipatie – 165

Geraadpleegde literatuur – 167

© Bohn Stafleu van Loghum is een imprint van Springer Media B.V., onderdeel van Springer Nature 2019
F. Kreier en I. Verberk-Jonkers (Red.), *De dokter en digitalisering*,
https://doi.org/10.1007/978-90-368-2161-2_21

21.1 Inleiding

Digitalisering ondersteunt en versnelt de beweging naar meer patiëntparticipatie. Maar zijn patiënten hier klaar voor? De vier hoofdpersonen in dit hoofdstuk laten zien dat er geen eenduidig antwoord op deze vraag is. Er zijn grote verschillen tussen patiënten in termen van waarden, voorkeuren, vaardigheden, leefsituatie en gezondheid. Bovendien moeten we de verantwoordelijkheid voor patiëntparticipatie niet alleen bij de patiënt leggen. Het is een gezamenlijke verantwoordelijkheid van alle partijen om ervoor te zorgen dat digitalisering ook echt meerwaarde krijgen. Artsen en verpleegkundigen kunnen patiënten coachen op zelfmanagement en een zinvol gebruik van digitale middelen daarbij. Daarnaast moeten digitale middelen een logisch onderdeel vormen van nieuwe zorgmodellen die de leefwereld van patiënten centraal stellen en zorg dichterbij huis brengen. Dat kan alleen als we ons bekwamen in een gelijkwaardige samenwerking met patiënten. Alleen dan realiseren we het ideaal van patiëntparticipatie en verbeteren we de zorg en kwaliteit van leven van patiënten.

> **Casus 1**
>
> Milan heeft al maanden diverse vage klachten: pijn in zijn knieën, veel dorst, moe, huiduitslag, droge ogen. Het is zoeken naar de oorzaak. Hangen de klachten samen of is er sprake van een toevallig samenvallen van klachten? Milan bezoekt diverse artsen: de orthopeed, de uroloog, een fysio, de internist en zijn huisarts. Zo verzamelt hij steeds meer puzzelstukjes. Milan voert de regie over het diagnoseproces: hij bewaakt het grote plaatje, zoekt zelf naar verklaringen in de wetenschappelijke literatuur, toetst zijn hypotheses tijdens consulten en brengt zorgverleners op de hoogte van wat andere zorgverleners hem hebben geadviseerd. Een persoonlijke gezondheidsomgeving (PGO) helpt hem daarbij. Uiteindelijk komt Milan samen met elk van zijn artsen tot de conclusie dat de klachten drie aparte oorzaken hebben. Vanaf dan kan hij gaan werken aan zijn genezing en herstel.

21.2 Het ideaal van patiëntparticipatie

Milan is duidelijk een voorbeeld van wat we een zelfredzame patiënt noemen. Iemand die in staat is zijn zorg te organiseren, die complexe informatie kan duiden, die samenwerkt met zijn artsen en hierbij digitale middelen gebruikt. Door de versnipperde informatiesystemen van zijn artsen en de grote mate van specialisatie in onze zorg, is het van grote waarde dat Milan de verbindende schakel is en zelf een groot deel van de diagnosepuzzel kan leggen.

Ook voor chronisch zieken is patiëntparticipatie van grote waarde. De zorg die door artsen of andere zorgverleners wordt verleend, is immers maar een klein onderdeel in het leven van iemand met een chronische aandoening. Het grootste deel van de zorg verleent hij zelf (Anderson en Funndel 2010). Door digitalisering kunnen we patiënten beter in staat stellen om voor zichzelf te zorgen. Ook kunnen zij hun zorg makkelijker met en in hun netwerk organiseren: 'samen zorgen voor jezelf' (Van den Eerenbeemt en Mulder 2005). Digitalisering maakt het mogelijk om zorg dichterbij huis te brengen. Zo ontstaat meer tijd voor alles wat niet met ziek zijn te maken heeft.

Kortom, patiëntparticipatie is een prachtideaal en het is fantastisch dat er steeds meer nieuwe digitale mogelijkheden zijn waarmee we dat ideaal kunnen verwezenlijken. Maar niet iedereen is als Milan …

Casus 2

Shelley heeft sinds twee jaar diabetes. Zij vindt het lastig om te bepalen wat ze bij welke bloedsuikerwaardes moet doen en heeft moeite met het aanpassen van haar eetpatroon. Haar arts heeft een app aangeboden die haar helpt bij het leven met diabetes. Ze kan er haar dossier mee inzien, een glucosedagboek in bijhouden en een vragenlijst invullen ter voorbereiding op het artsconsult. Shelley begrijpt er allemaal weinig van, maar uit schaamte vertelt ze dit niet aan haar arts.

21.3 De grenzen aan zelfredzaamheid

Hoe realistisch is het om te verwachten dat patiënten digitale middelen gebruiken en de regie op hun zorg voeren? Maar liefst 28,7 % van de Nederlandse bevolking heeft beperkte gezondheidsvaardigheden. Dat betekent dat zij moeite hebben met het verkrijgen, begrijpen en gebruiken van informatie over hun gezondheid (Pharos 2016; Staa et al. 2018). Lage gezondheidsvaardigheden vormen vaak de belangrijkste belemmering voor actieve participatie van patiënten tijdens een consult (Henselmans et al. 2015).

Het goede nieuws is: digitalisering kan mensen met beperkte gezondheidsvaardigheden helpen. Digitale keuzehulpen, online training en online coaching kunnen hen bijvoorbeeld helpen om samen met hun zorgverlener lastige beslissingen te nemen over hun gezondheid (Durand et al. 2014). En een geanimeerd filmpje met informatie over een medicijn, zoals op Kijksluiter (▸ www.kijksluiter.nl) te zien is, is makkelijker te begrijpen dan de papieren bijsluiter met zijn ingewikkelde woorden en lange zinnen.

Helaas zijn digitale toepassingen nog vaak complex en niet gebruiksvriendelijk. Bovendien informeren zorgprofessionals patiënten onvoldoende over welke digitale toepassingen er zijn en hoe deze van waarde kunnen zijn voor de patiënt die zij tegenover zich hebben (Krijgsman et al. 2016). Hierdoor lopen we het risico dat we de kloof tussen zelfredzame en kwetsbare mensen vergroten in plaats van verkleinen.

We moeten serieus werk gaan maken van trainingen in digitale vaardigheden en coaching op zelfmanagement. Tegelijkertijd moeten we accepteren dat er altijd mensen zijn die moeite blijven hebben met zelfzorg en regievoering (WRR 2017). Voor hen is hulp nodig bij het organiseren van de zorg en het leven met een aandoening. Een cliëntondersteuner, verpleegkundige of naaste kan bijvoorbeeld helpen bij het vinden van de juiste zorgverlener, het maken van een afspraak met de medisch specialist, het aanvragen van een medisch hulpmiddel of het juist innemen van medicatie.

Casus 3

Henriëtte is een levensgenieter. 'Carpe diem!', luidt haar levensmotto. Haar COPD zit het genieten wel steeds meer in de weg. Op haar zestigste (twee jaar geleden) werd deze diagnose gesteld. Nog steeds neemt Henriëtte af en toe een sigaretje. Haar arts probeert haar steeds weer te motiveren tot een gezonde levensstijl en adviseerde haar onlangs om actief te worden in een online community, waar COPD-patiënten elkaar motiveren om gezond te leven. Ook nodigt de arts Henriëtte uit om de uitslagen van zelfmetingen met haar en de verpleegkundige te delen. Maar daar heeft Henriëtte helemaal geen zin in. Voor haar geldt: alle tijd die ze aan haar ziekte besteedt, besteedt ze niet aan genieten.

21.4 Dilemma's rond empowerment

We weten allemaal dat roken ongezond is, en toch zijn er wereldwijd nog altijd miljoenen mensen die dagelijks meerdere sigaretten opsteken. Ook als we weten dat een medische app, een patiëntenportaal of andere digitale toepassing bijdraagt aan zelfmanagement en een betere gezondheid, zullen er altijd mensen zijn die hier geen gebruik van willen maken. De vraag is echter: hoe ver gaan we in het stimuleren van zelfzorg (Pluut 2016)? Moeten artsen hun patiënten blijven verleiden tot digitaal ondersteunde zelfzorg omdat dat in het belang is van hun gezondheid? Mag de zorgverzekeraar mensen die digitale middelen gebruiken korting op de premie geven als het gebruik van die middelen de zorg aantoonbaar goedkoper maakt? We kunnen de komende jaren een stevige strijd verwachten rond dergelijke moreelgeladen vragen. Alle bij innovatie betrokken stakeholders, inclusief patiënten, zullen met elkaar in dialoog moeten over de ethische dilemma's die digitalisering en de participatiesamenleving met zich meebrengen.

Casus 4

Het is een spannende dag vandaag. Nadat vorige week de diagnose slokdarmkanker is gesteld, heeft Alex vandaag een gesprek met de oncoloog over de oh zo lastige 'wat nu?!-vraag'. Alex heeft zich grondig voorbereid. Hij heeft zijn dossier online ingezien, op een online forum contact gehad met ervaringsdeskundigen en wetenschappelijke publicaties over de voors en tegens van de verschillende behandelopties bestudeerd. Op grond hiervan neigt hij naar *wait-and-see*. Hij wil dit scenario graag met de arts bespreken.

Het gesprek wordt een grote deceptie. De arts is het niet eens met Alex' interpretatie van de wetenschappelijke literatuur. Toen Alex vroeg naar de visie van zijn arts op een recente wetenschappelijke publicatie, viel dat in slechte aarde. Dat hij daarna de onderzoeksuitslagen erbij haalde die hij online op het portaal had bestudeerd, was olie op het vuur. Het was niet zijn bedoeling geweest, maar Alex heeft toch het gevoel de arts te hebben beledigd door niet gewoon te vertrouwen op diens kennis en expertise.

21.5 Wrijving door nieuwe verhoudingen

Ieder consult is een ontmoeting tussen twee mensen die zoeken naar de optimale rolverdeling. Een rolverdeling die past bij hun normen, waarden en hun 'staat van zijn' op dat unieke moment. Er ontstaat wrijving wanneer arts en patiënt verschillend denken over hun rolverdeling (Sinding et al. 2010). In het geval van Alex lijkt de arts moeite te hebben met de actieve houding van Alex. Mogelijk viel Alex' toon verkeerd, is de arts van Alex van mening dat hij als arts het gesprek en keuzeproces het beste kan leiden of speelt een te hoge werkdruk het consult parten. Wat de reden ook is, Alex en zijn arts zullen geen goed gevoel aan dit gesprek overhouden en de wrijving tijdens het gesprek zal de kwaliteit van de besluitvorming niet ten goede komen.

Digitalisering maakt onderdeel uit van verschuivende verhoudingen tussen artsen en patiënten en een beweging naar zorg dichterbij huis. Zolang we ons in deze transformatie bevinden, zullen zowel arts als patiënt groeipijn ervaren. Onder andere tijdens het consult, waar conflicterende rolopvattingen pijn doen. Maar ook buiten het consult, als arts en patiënt experimenteren met nieuwe digitale middelen. Denk aan een digitale vragenlijst van de arts die niet wordt ingevuld door de patiënt of een e-consult dat niet beantwoord wordt door de arts. Digitalisering betekent een zoektocht naar nieuwe zorgmodellen en werkroutines, en naar manieren waarop artsen en patiënten goed en efficiënt met die digitale middelen kunnen samenwerken.

21.6 Naar bekwaming in patiëntparticipatie

De vier cases laten zien dat er geen eenduidig antwoord mogelijk is op de vraag 'Is de patiënt voorbereid op digitalisering?' Er bestaan grote verschillen tussen patiënten in termen van waarden, voorkeuren, vaardigheden, leefsituatie en gezondheid. Wat wel duidelijk is, is dat we niet te makkelijk moeten denken over de beweging naar meer patiëntparticipatie. We moeten de verantwoordelijkheid voor patiëntparticipatie niet volledig bij de patiënt leggen. Patiëntparticipatie en zelfmanagement vragen om een goede samenwerking tussen patiënten, hun familie/vrienden én zorgprofessionals (Dwarswaard et al. 2015).

Hoe versterken en versnellen we de transformatie naar nieuwe, participatieve zorgmodellen die optimaal gebruikmaken van digitale middelen?

- **Patiëntparticipatie doe je samen**

Allereerst moeten we manieren vinden waarop digitalisering een logisch en waardevol onderdeel van de samenwerking wordt tussen arts, patiënt en de andere mensen in het netwerk van de patiënt. Ook artsen hebben hier dus een rol in. Zij kunnen patiënten coachen op zelfmanagement en samen met de patiënt beslissen over zinvol gebruik van digitale middelen. Er zijn mooie initiatieven op het gebied van *shared decision-making*, zoals het implementatieprogramma 'Beslist samen!', de communicatiecampagne '3 goede vragen' en lokale trainingen in ziekenhuizen en andere instellingen (Weijden et al. 2017; ▶ www.begineengoedgesprek.nl). Laten we dergelijke programma's meer verbinden met digitale innovatieprojecten. Digitalisering kan het proces van samen beslissen ondersteunen (Durand et al. 2014). Daarnaast kunnen zorgverleners ook samen met de patiënt beslissen over of en hoe digitale middelen van waarde zijn voor deze patiënt.

- **Pas op voor onderschatting**

Ten tweede moeten we bij elke innovatie oog hebben voor het dilemma rond empowerment. We kunnen het ideaal van patiëntparticipatie omarmen en ons tegelijkertijd realiseren dat patiëntparticipatie niet vanzelf gaat (Staa et al. 2018). Daarbij moeten we echter niet te snel denken dat patiënten iets niet willen of kunnen. Zorgverleners, beleidsmakers en projectleiders doen vaak volstrekt ongefundeerde aannames over de waarden, wensen en vaardigheden van patiënten. Niet zelden is er sprake van onderschatting en vergeten mensen dat er veel mogelijk wordt als we de krachten bundelen en kijken hoe wijzelf een bijdrage kunnen leveren aan zelfmanagement en regievoering.

- **Patiëntparticipatie als kunst**

Tot slot moeten we ons verder bekwamen in patiëntparticipatie. We innoveren nog steeds te vaak zonder patiënten en hun naasten. Patiënten worden niet, te laat of te weinig betrokken (Sieverink 2017). Hierdoor automatiseren we suboptimale organisatievormen en processen en ontwikkelen we digitale toepassingen die niet zinvol, gebruiksvriendelijk of toegankelijk zijn. Het niet-betrekken van patiënten betekent bovendien vaak dat we ethische dilemma's te veel met het hoofd en te weinig met het hart verkennen.

Samenwerking met ervaringsdeskundigen is van doorslaggevend belang. Alleen dan gaat digitalisering meerwaarde hebben voor patiënten, artsen en de relatie tussen beiden. Alleen dan komen we nieuwe zorgmodellen op het spoor die de leefwereld van patiënten centraal stellen.

Het betrekken van patiënten is niet alleen een vereiste voor succesvolle innovatie, het is ook een vak apart. Het vraagt kennis van participatiemethodieken, getrainde ervaringsdeskundigen en de bereidheid om gelijkwaardig samen te werken met patiënten (Huber et al. 2017). Wanneer we ons de komende jaren meer bekwamen in patiëntparticipatie, zal dat leiden tot betere zorg en zal dit de kwaliteit van leven van alle patiënten ten goede komen.

Geraadpleegde literatuur

Anderson, R. M., & Funnell, M. M. (2010). Patient empowerment: Myths and misconceptions. *Patient Education and Counseling, 79*(3), 277–282.
Durand, M. A., Carpenter, L., Dolan, H., Bravo, P., & Mann, M. (2014). Do interventions designed to support shared decision-making reduce health inequalities? A systematic review and meta-analysis. *PLoS ONE, 9*(4), e94670.
Dwarswaard, J., Bakker, E. J., Van Staa, A., & Boeije, H. R. (2015). Self-management support from the perspective of patients with a chronic condition: A thematic synthesis of qualitative studies. *Health Expectations, 19*(2), 194–208.
Henselmans, I., Heijmans, M., Rademakers, J., & Van Dulmen, S. (2015). Participation of chronic patients in medical consultations: Patients' perceived efficacy, barriers and interest in support. *Health Expectations, 18*(6), 2375–2388.
Huber, M., Sedney, P., & Holten, J. (2017). Werken met ervaringsdeskundigen vereist cultuuromslag. In: Sociale vraagstukken. Verkregen van ▶ https://www.socialevraagstukken.nl/sociale-praktijk/werken-met-ervaringsdeskundigen-vereist-cultuuromslag/.
Krijgsman, J., Swinkels, I., Van Lettow, B., De Jong, J., Out, K., Friele, R., et al. (2016). *Meer dan techniek: eHealth-monitor 2016*. Den Haag en Utrecht: Nictiz en Nivel.
Pharos (2016). *Factsheet laaggeletterheid en beperkte gezondheidsvaardigheden*. Op 11 mei 2018 verkregen van ▶ https://www.pharos.nl/documents/doc/factsheet_beperkte%20gezondheidsvaardigheden_en_laaggeletterdheid.pdf.
Pluut, B. (2016). Differences that matter: Developing critical insights into discourses of patient-centerdness. *Medicine, Health Care and Philosophy, 19*(4), 501–515.
Sieverink, F. (2017). *Opening the black box of eHealth: A mixed methods approach for the evaluation of personal health records*. Enschede: GildePrint.
Sinding, C., Hudak, P., Wiernikowski, J., Aronson, J., Miller, P., Gould, J., et al. (2010). "I like to be an informed person but …". Negotiating responsibility for treatment decisions in cancer care. *Social Science & Medicine, 71*(6), 1094–1101.
Staa, A., Mies, L., & Ter Maten-Speksnijder, A. (Red.). (2018). *Verpleegkundige ondersteuning bij zelfmanagement en regie*. Houten: Bohn Stafleu van Loghum.
Van den Eerenbeemt, F., & Mulder, B. (2005). *Samen zorgen voor jezelf: Een nationale infrastructuur voor zorginformatie*. Den Haag: DeInformatieWerkPlaats.
Van der Weijden, T., Post, H., Brand, P., Veenendaal, H., Drenthen, T., Van Mierlo, L. A. J., et al. (2017). Shared decision making, a buzz-word in the Netherlands, the pace quickens towards nationwide implementation …. *Zeitschrift für Evidenz, Fortbildung und Qualität im Gesundheitswesen, 123–124*, 69–74.
Wetenschappelijke Raad voor het Regeringsbeleid (2017). *Weten is nog geen doen: Een realistisch perspectief op zelfredzaamheid*. Den Haag: WRR.

Ethische dilemma's

Aart Hendriks

22.1 Inleiding – 170

22.2 Digitalisering en de arts – 170

22.3 Digitalisering en samenwerkingsverbanden – 172

22.4 Digitalisering en de patiënt – 172

22.5 Digitalisering en derden van de patiënt – 173

22.6 Digitalisering en de zorgaanbieder – 174

22.7 Tot slot – 174

Geraadpleegde literatuur – 174

© Bohn Stafleu van Loghum is een imprint van Springer Media B.V., onderdeel van Springer Nature 2019
F. Kreier en I. Verberk-Jonkers (Red.), *De dokter en digitalisering*,
https://doi.org/10.1007/978-90-368-2161-2_22

22.1 Inleiding

Het toegenomen gebruik van informatietechnologie in de zorg biedt grote voordelen voor alle betrokkenen. Daar staat tegenover dat digitalisering ook lastige ethische dilemma's oproept. In dit hoofdstuk ga ik nader in op deze dilemma's, voor alle bij het zorgproces betrokken partijen.

De verwachtingen met betrekking tot de digitalisering liggen flink hoog. Met behulp van digitale technieken moet de gezondheid en de kwaliteit van leven ook anderszins worden verbeterd. In dit verband wordt veelal gesproken over e-Health (Horstman 2014). Bij dit alles dreigen we weleens uit het oog te verliezen dat werken met digitale apparatuur en informatie de nodige normatieve dilemma's oproept, inclusief veiligheidsrisico's. Wat bijvoorbeeld wanneer 'het systeem' eruit ligt, digitale systemen onderling geen informatie kunnen uitwisselen of digitale informatie verkeerd wordt begrepen? Wie is er verantwoordelijk als dingen verkeerd gaan? En wat te denken van het gebruik van computergestuurde expertsystemen die behandelaren helpen een diagnose te stellen en een bijpassend behandelplan voorstellen (CEG 2018)?

In dit hoofdstuk sta ik stil bij deze en andere ethische dilemma's. Anders dan bij juridische knelpunten, waarbij wet- en regelgeving doorgaans voorschrijven wat moet en niet moet, is bij ethische dilemma's vaak niet altijd duidelijk hoe nu moet worden gehandeld. Dat is voor personen die bij de zorg zijn betrokken, inclusief patiënten, niet altijd makkelijk. In dit hoofdstuk schets ik voor artsen en andere bij de patiëntenzorg betrokkenen een aantal dilemma's, bovenal met als doel de betrokkenen in staat te stellen alvast na te denken wat zij in zo'n situatie denken te gaan doen – of te laten. Ik rond af met enkele bevindingen.

Digitalisering is niet meer weg te denken uit de zorg. Papieren dossiers zijn vervangen door elektronische dossiers. Dat biedt tal van voordelen, bijvoorbeeld voor waarnemers en anderen die betrokken zijn bij de zorg aan een patiënt. Noodzakelijke patiëntinformatie is aldus betrekkelijk eenvoudig – en leesbaar – toegankelijk voor alle bij de zorg betrokken behandelaars. En indien een patiënt van zorgverlener verandert, kan het dossier met een klik op de knop worden doorgestuurd. De patiënt kan deze gegevens ook steeds vaker zelf raadplegen, waaronder vanuit de vertrouwde huis- of studeerkamer. En, niet onbelangrijk: door artsen en andere zorgverleners te verplichten informatie digitaal op te slaan en te verzenden wordt de zorg steeds veiliger. Hierbij kan bijvoorbeeld worden gedacht aan de medicatieveiligheid (IGZ 2017), een onderwerp dat in veel zorginstellingen blijft vragen om aandacht (Burger et al. 2017). Maar digitaal opgeslagen informatie is ook in het belang van de privacy van patiënten (zie ▶H. 6 en 10).

22.2 Digitalisering en de arts

Digitalisering biedt artsen veel kansen. Zo kunnen ze aan de hand van een geactualiseerd medisch dossier betrekkelijk snel zien of er bij een patiënt sprake is van bijzonderheden, zoals intolerantie voor bepaalde geneesmiddelen, de aanwezigheid van een prothese of een eerdere verdenking van kindermishandeling. Aldus kunnen vergissingen en fouten worden voorkomen, en de patiënt de best mogelijke zorg krijgen. Dit alles heeft ook een keerzijde. Kan een arts wel altijd vertrouwen op de juistheid van een medisch dossier? Wie verwijdert eventuele onjuistheden? En heeft de arts wel de tijd om zaken te controleren én in te voeren? Anders gezegd, meer digitaliseren vraagt om meer administratieve handelingen van de arts (Osselen 2018). Daar komt bij dat leidinggevenden en toezichthouders van artsen verlangen dat ze steeds meer zaken gaan bijhouden, waaronder het 'afvinken' van kwaliteitsitems. Op zichzelf belangrijk, maar lukt dat de arts binnen de afgemeten tijd? En, wat vindt de patiënt van dit alles?

Hoe het ook zij, aan artsen, en andere zorgverleners, worden hoge eisen gesteld. Zij moeten altijd handelen als goed hulpverlener, waarbij de competentiegebieden van de bekende CanMEDS (zie kader) in acht moeten worden genomen. Goed informeren en luisteren naar de wensen van de patiënt zijn niet alleen eisen die liggen besloten in de Wet op de geneeskundige behandelingsovereenkomst (WGBO), maar volgen ook uit de CanMEDS-criteria. Een arts die zich niet aan deze eisen houdt, loopt het risico op een tuchtklacht of andere juridische procedure.

CanMEDS
Artsen en andere zorgverleners worden geacht over een aantal algemene en specifieke competenties te beschikken. Die competenties of eindtermen zijn belangrijke elementen in de opleiding. In navolging van het competentieprofiel, ontwikkeld door het *Royal College of Physicians and Surgeons of Canada*, spreken we in Nederland doorgaans over CanMEDS-competenties of -rollen. De term CanMEDS is een samenvoeging van de woorden *Canadian Medical Education Directives for Specialists*.

Maar wat houdt goede communicatie in, als de arts en de patiënt niet dezelfde taal spreken? Wie zorgt dan voor adequate informatieoverdracht en controleert of de toestemming daadwerkelijk vrijwillig is gegeven? Digitalisering lijkt deze knelpunten eerder groter dan kleiner te maken. Want kan digitaal beschikbare informatie, mondelinge informatie gaan vervangen? Hoe zit dat in dit verband met laaggeletterde patiënten (Van Ee en Muijsenbergh 2017). Vraagt dit om andere gesprekstechnieken van artsen?

Digitaliseren biedt ook meer mogelijkheden voor arts en patiënt om online met elkaar te communiceren. Over deze vorm van communiceren heeft de Koninklijke Nederlandsche Maatschappij tot bevordering der Geneeskunst eerder een richtlijn opgesteld (KNMG 2007). Deze is door de actualiteit inmiddels deels achterhaald. Zo komt het steeds vaker voor dat patiënten op verschillende digitale wijzen met de arts communiceren, zoals via WhatsApp en e-mail. Zorgt de arts ervoor dat al deze berichten in het patiëntendossier worden opgenomen? En weet de arts wel zeker dat het bericht afkomstig is van de patiënt? En heeft de patiënt het antwoord goed begrepen?

22.3 Digitalisering en samenwerkingsverbanden

Digitalisering speelt ook een belangrijke rol in samenwerkingsverbanden. Bij de zorgverlening aan een patiënt werken artsen immers vaak nauw samen met anderen, waaronder collega's in dezelfde en andere instellingen, assistenten, verpleegkundig specialisten, AIOS die zij moeten superviseren, verzorgenden van de thuiszorg en praktijkondersteuners van verschillende disciplines. Elkaar goed en snel informeren is een vereiste voor de continuïteit en veiligheid van de zorg. Zie hierover ook de door de brancheorganisaties opgestelde Handreiking Verantwoordelijkheidsverdeling bij samenwerking in de zorg (KNMG et al. 2010). Deze Handreiking onderstreept het belang van een 'up-to-date zorg- of behandelplan'. In een poging aan deze eis te voldoen wordt dit plan veelvuldig geactualiseerd en informeren betrokken behandelaars elkaar ook anderszins. Dat laatste gebeurt vaak digitaal. Behandelaars vertrouwen er dan op dat elektronisch verzonden informatie bij de juiste persoon terechtkomt – en door hem (tijdig) wordt gelezen. Maar klopt deze veronderstelling wel? Moeten behandelaars de goede aankomst van informatie niet standaard controleren?

Iedereen maakt fouten. Dat geldt ook voor zorgverleners. Hebben ontvangers van 'verkeerde' berichten van een arts, bijvoorbeeld inzake een diagnose of over voorgestelde medicatie, een eigen verantwoordelijkheid om de juistheid daarvan te controleren? Of hoort het tot de verantwoordelijkheid van de verzender de juistheid van informatie te controleren?

De eerder genoemde Handreiking Verantwoordelijkheidsverdeling bij samenwerking in de zorg (KNMG et al. 2010) biedt artsen een aantal nuttige handvatten over hoe te handelen in samenwerkingsverbanden. Maar deze Handreiking heeft uitsluitend betrekking op de samenwerking tussen zorgverleners binnen dezelfde instelling en niet op bijvoorbeeld transmurale samenwerking. Wie zorgt ervoor dat ook in die verbanden informatie tijdig en veilig wordt gedeeld? En wiens verantwoordelijkheid is het om ervoor te zorgen dat systemen compatibel zijn?

22.4 Digitalisering en de patiënt

De belangenorganisaties van patiënten zijn doorgaans positief over verdergaande digitalisering in de zorg. Zij zien daarin ook meer mogelijkheden om patiënten in staat te stellen om zelf toegang te verkrijgen tot het eigen dossier. Patiënten kunnen dan snel(ler) zien wat de uitslag is van onderzoek of welke gegevens anderszins over hen bekend zijn. Dit verklaart ook waarom de Patiëntenfederatie op 23 mei 2018 een open brief stuurde naar de Tweede Kamer waarin zij opriep patiënten meer zeggenschap te geven over hun dossier, en dat dat dossier ook buiten de eigen regio kan worden gebruikt (Patiëntenfederatie 2018).

Digitalisering kan ook worden ingezet om patiënten over bepaalde zaken vooraf goed te informeren (Veldhuijzen et al. 2018). Denk bijvoorbeeld over de effecten en bijwerkingen van medicatie, de kans over ongevraagde nevenbevindingen bij onderzoek en de kans op vals-positieve en vals-negatieve uitslagen bij een bevolkingsonderzoek. Alleen maar mooi, op het eerste gezicht. Maar zijn patiënten in staat deze informatie goed te begrijpen? Moeten zij daartoe over bepaalde vaardigheden beschikken, variërend van taal tot kennis? En moet de arts op basis daarvan een andere wijze van consultvoering ontwikkelen, ervan uitgaand dat de patiënt zelf al de nodige informatie heeft gekregen?

Anders dan in Vlaanderen bestaat er in Nederland (nog) geen wettelijke verplichting voor zorgaanbieders om patiënten digitaal toegang te verschaffen tot hun dossier. Niettemin biedt een groeiende groep zorginstellingen hun patiënten deze mogelijkheid reeds aan, als een soort service. Het is nog niet bekend wat patiënten van deze mogelijkheid vinden, maar afgaande op de berichten van patiënten die gebruikmaken van deze mogelijkheden zijn de ervaringen positief. Bovendien, zo wordt door deelnemende zorginstellingen bericht, maken patiënten bij eigen toegang tot het dossier minder gebruik van de mogelijkheid om zaken op een spreekuur met de arts door te nemen. Zij weten immers al de uitslag en hoeven dus niet naar de arts te komen.

Niet alle patiënten kunnen of willen echter gebruikmaken van deze mogelijkheden. Voor een grote groep patiënten is het kunnen raadplegen van het eigen dossier eenvoudigweg te ingewikkeld, of zien zij daar om andere redenen vanaf. Veel patiënten zijn ook niet in staat om met 'mijn ziekenhuis' en andere digitale systemen om te gaan, of de informatie die zich in hun digitale dossier bevindt goed te begrijpen.

Dat laatste is ook een zorg van zorgverleners. Soms komen bepaalde uitslagen reeds in het dossier te staan nog voordat arts en patiënt daarover hebben kunnen spreken. Patiënten kunnen zich op basis van die informatie al een beeld gaan vormen over hun gezondheid. Het is dan aan de arts om te proberen dat beeld, zo nodig, te nuanceren. Artsen zijn daarom vaak minder enthousiast over directe inzage in het medisch dossier door patiënten (Smulders en Metselaar 2017).

22.5 Digitalisering en derden van de patiënt

We zouden het weleens vergeten, maar privacy vormt nog steeds een belangrijk uitgangspunt in de zorg. Ter waarborging van de onbelemmerde toegang tot de zorg en de privacy van de patiënt is het behandelend artsen daarom niet toegestaan om medische verklaringen met een oordeel te verstrekken of anderszins over hun patiënt te oordelen naar derden toe. Derden, waaronder werkgevers en verzekeraars, kunnen met toestemming van de patiënt slechts feitelijke informatie over de patiënt krijgen van een behandelend arts. Dit geldt ook voor naasten van de patiënt, al nemen artsen doorgaans aan dat een patiënt die een familielid meeneemt naar het spreekuur ermee instemt dat dit familielid alles wat besproken wordt mag horen.

De toenemende digitalisering vormt echter een bedreiging voor de privacy van de patiënt. Wie ziet erop toe dat slechts de patiënt zelf toegang heeft tot zijn dossier? Is een patiënt in staat om tegen naasten, werkgever en verzekeraars te zeggen dat zij niet mogen 'meekijken' in zijn dossier? Leidt dit ertoe dat patiënten minder gaan vertellen tegen de arts?

22.6 Digitalisering en de zorgaanbieder

Volgens de gezondheidswetgeving is de zorgaanbieder (veelal een zorginstelling) voor veel zaken eindverantwoordelijk. Het zijn ook de zorgaanbieders die wettelijk verplicht zijn goede zorg te leveren. Volgens de Wet kwaliteit, klachten en geschillen zorg (Wkkgz) moeten zorginstellingen de zorgverlening daartoe op zodanige wijze organiseren en zich zowel kwalitatief als kwantitatief van personele en materiële middelen bedienen dat de zorg voldoet aan de daaraan gestelde eisen. Maar wat houdt die verplichting precies in, zeker ook op het gebied van digitalisering? In hoeverre moeten zorgaanbieders ook garanderen dat het eigen digitale systeem voldoet aan de gestelde eisen en er tussen instellingen onderling goed kan worden gecommuniceerd? Welke instelling moet in geval van een calamiteit een melding doen bij de Inspectie Gezondheidszorg en Jeugd (IGJ)? En weet de patiënt in geval van een ervaren fout welke instelling aansprakelijk moet worden gesteld?

22.7 Tot slot

Digitalisering biedt veel nieuwe kansen op betere patiëntenzorg. Daarbij moeten we ons blijven realiseren dat niet alle bij de zorg betrokken personen even goed in staat zijn om informatie digitaal op te slaan en met daartoe bevoegde personen te delen. Dit alles geldt ook voor patiënten, die niet altijd baat hebben bij meer digitalisering.

De grootste ethische dilemma's lijken betrekking te hebben op digitale systemen die niet met elkaar kunnen communiceren, of het anderszins kort- of langdurig laten afweten, het niet juist inschatten van de vermogens van collega's en patiënten om digitale informatie correct te interpreteren, en onduidelijkheid rond aansprakelijkheidskwesties – waarbij ik vermoed dat de fabrikanten en leveranciers van digitale systemen hun eigen aansprakelijkheid zo veel mogelijk proberen in te perken.

Het grotere gebruik van meer digitale instrumenten roept ook de vraag op hoe we personen met geen of minder kennis van de Nederlandse taal, alsmede laaggeletterden, van de noodzakelijke kennis en zorg kunnen blijven voorzien. Dat zal de komende jaren voor alle betrokkenen een grote uitdaging zijn. Digitalisering belooft veel goeds, maar kan zich ook tegen artsen, patiënten en andere bij de zorg betrokkenen keren.

Geraadpleegde literatuur

Burger, D. M., Van der Cruijsen, M. W. L., & Schim van der Loeff, R. (2017). Veilige geneesmiddeltoediening: Leren van onze fouten. *Nederlands Tijdschrift voor Geneeskunde, 2017*(161), D2183.
CEG (2018). *Digitale dokters – Een ethische verkenning van medische expertsystemen.* Den Haag: CEG.
Horstman, K. (2014). Goed leven met e-health. *Nederlands Tijdschrift voor Geneeskunde, 2014*(158), A8516.
IGZ (2017). *Veilig voorschrijven moet beter.* Utrecht: IGZ.
KNMG (2007). *Richtlijn online arts-patiëntcontact.* Utrecht: KNMG.

Geraadpleegde literatuur

KNMG, V&VN, KNOV, KNGF, KNMP, NIP, NVZ, NFU, GGZ Nederland, NPCF (2010). *Handreiking verantwoordelijkheidsverdeling bij samenwerking in de zorg.* Verkregen van ▶ https://legacy.vgn.nl/media/5a37528715482/Handreiking+Verantwoordelijkheidsverdeling+november+2017+%282%29.pdf?_ga=2.199648166.948461010.1550397175-698351218.1550397175.

Patiëntenfederatie (2018). *Brief aan Tweede Kamer over inbreng verzameloverleg gegevensuitwisseling in de zorg/gegevens bescherming. Patiëntenfederatie: Brief met kenmerk 2018-34.* Utrecht: Patiëntenfederatie.

Smulders, Y., & Metselaar, S. (2017). Direct inzage in epd niet in belang van patiënt. *Medisch Contact, 22,* 34-35.

Van Ee, A., & Van den Muijsenbergh, M. (2017). Ondersteuning bij de zorg voor laaggeletterde patiënten. *Huisarts en Wetenschap, 5,* 208-211.

Van Osselen, E. (2018). Nieuw epd: Meer typen of minder praten. *Nederlands Tijdschrift voor Geneeskunde, 2018*(162), C3811.

Veldhuijzen, G., Klemt-Kropp, M., & Van Esch, A. A. (2018). Digitaal de patiënt voorbereiden op coloscopie. *Nederlands Tijdschrift voor Geneeskunde, 162,* D1712.

Bijlage

Redactie en auteurs – 178

© Bohn Stafleu van Loghum is een imprint van Springer Media B.V., onderdeel van Springer Nature 2019
F. Kreier en I. Verberk-Jonkers (Red.), *De dokter en digitalisering*,
https://doi.org/10.1007/978-90-368-2161-2

Redactie en auteurs

Redactie

dr. F.H.K. (Felix) Kreier
Kinderarts, (voorheen) CMIO, OLVG, Amsterdam

dr. I.J.A.M. (Iris) Verberk-Jonkers
Internist-nefroloog, CMIO, Maasstadziekenhuis, Rotterdam

Auteurs

dr. P.R. (Paul) Algra
Radioloog, Noordwest Ziekenhuisgroep, Alkmaar

prof. dr. D.H. (Douwe) Biesma
Voorzitter Santeon, Utrecht/voorzitter Raad van Bestuur, St. Antonius Ziekenhuis, Nieuwegein

prof. dr. N.H. (Niels) Chavannes
Professor of Primary Care Medicine, Strategic Chair of eHealth Applications in Disease Management, National Advisor Action Programme Chronic Lung Diseases of LAN, Planning Group Member of WHO-GARD, Head of Research Department of Public Health and Primary Care LUMC, Leiden

dr. ir. D.A.J. (Daan) Dohmen
CEO, FocusCura, Driebergen-Rijsenburg

dr. E.M.S.J. (Lies) van Gennip
Directeur/bestuurder, Nictiz, Den Haag

dr. E. (Erik) Gerritsen
Secretaris-generaal, ministerie van Volksgezondheid, Welzijn en Sport, Den Haag

drs. ir. J.J. (Jorne) Grolleman
Adviseur digitale zorg, De Zorgvernieuwer, Utrecht

prof. dr. A.C. (Aart) Hendriks
Hoogleraar Gezondheidsrecht, Universiteit Leiden, Leiden

dr. M. (Merel) Huisman
AIOS Radiologie, UMC Utrecht, Utrecht

dr. C.J.J. (Corelien) Kloek
Senior onderzoeker, Lectoraat Innovatie van Beweegzorg, Hogeschool Utrecht/Nivel, Communicatie in de Zorg, Utrecht

dr. R.M.J.J. (Rianne) van der Kleij
Senior onderzoeker, Public Health en Eerstelijnsgeneeskunde, Leids Universitair Medisch Centrum, Leiden

M.L. (Tineke) Markus-de Kwaadsteniet
Directeur, Crohn en Colitis Ulcerosa Vereniging Nederland, Woerden

dr. E. (Eline) Meijer
Senior onderzoeker, Public Health en Eerstelijnsgeneeskunde, Leids Universitair Medisch Centrum, Leiden

drs. T. (Thilo) Mohns
Neonatoloog, medisch hoofd NICU, CMIO, Maxima Medisch Centrum, Veldhoven

drs. A.S. (Ann) Ouvry
CEO, D&A medical group, Waardenburg

dr. B. (Bettine) Pluut
Pluut & Partners, bureau voor zorginnovatie en actieonderzoek/universitair docent Actieonderzoek, Erasmus School of Health Policy & Management, Rotterdam

dr. E.R. (Erik) Ranschaert
Radioloog, Elisabeth TweeSteden Ziekenhuis, Tilburg

H.A. (Herman) Satter MSc
Chief Nursing Information Officer, St. Antonius Ziekenhuis, Nieuwegein

prof. dr. F.E. (Floortje) Scheepers
(Kinder- en jeugd)psychiater, hoofd afdeling psychiatrie, hoogleraar innovatie, UMC Utrecht, Utrecht

ing. J.P.H.L. (Joyce) Simons MCM
Programmamanager, Nederlandse Federatie van Universitair medisch centra, Utrecht

dr. E.P.W.A. (Esther) Talboom-Kamp, arts MBA
Senior onderzoeker LUMC, Leiden/voorzitter Raad van Bestuur, Saltro, Utrecht

J. (Jeroen) Tas
Chief Innovation & Strategy Officer, Member of Executive Committee, Royal Philips, Amsterdam

drs. L.F.J. (Bart) Timmers
Huisarts, 's-Heerenberg

dr. S.E.M. (Sophie) Truijens
Consultant zorginnovatie, Acknowledge Health Innovation, Waalre

drs. D.A. (Dianda) Veldman
Directeur/bestuurder, Patiëntenfederatie Nederland, Utrecht

prof. dr. F.W. (Fransje) van der Waals
Hoogleraar Global Health Education, Universiteit van Amsterdam, Amsterdam

drs. M.A.J. (Maarten) van de Weijer
AIOS Radiologie, Noordwest Ziekenhuisgroep, Alkmaar

W.H.P. (Wouter) Wolters MA
Directeur/strateeg digitale zorginnovatie, Buro Wisselstroom – adviesbureau voor de menselijke kant van digitale zorginnovatie, Arnhem

MIX
Papier aus verantwortungsvollen Quellen
Paper from responsible sources
FSC® C105338

If you have any concerns about our products,
you can contact us on
ProductSafety@springernature.com

In case Publisher is established outside the EU,
the EU authorized representative is:
**Springer Nature Customer Service Center GmbH
Europaplatz 3, 69115 Heidelberg, Germany**

Printed by Libri Plureos GmbH
in Hamburg, Germany